NUEVO MODELO DE EVALUACIÓN DE LA UTILIZACIÓN DEL RECURSO EN LA ATENCIÓN MÉDICA

HERRAMIENTA PARA OPTIMIZAR LA OPERACIÓN DE UNIDADES MÉDICAS

RICARDO LÓPEZ SERRANO

Ibukku es una editorial de autopublicación. El contenido de esta obra es responsabilidad del autor y no refleja necesariamente las opiniones de la casa editora.

Derechos Reservados: © Ricardo López Serrano
Publicado por **Ibukku** 2016.
www.ibukku.com
Maquetación: **Índigo estudio gráfico**
Registro público del derecho de autor
Número de registro: 03-2015-061713175900-01
ISBN Paperback: 978-1-944278-60-1
ISBN ebook: 978-1-944278-61-8
Library of Congress Control Number: 2016941658

Índice

AGRADECIMIENTOS

A Dios, a quien le debo la vida y lo que soy y me ha bendecido y me da la fuerza espiritual para culminar todo lo que he planeado.

A mis Padres, quienes me guiaron y me dieron una formación que ha sido la base de lo que soy ahora.

A mi esposa Martha, por creer en mí, por su apoyo incondicional, por ser una mujer ejemplar, por impulsarme y ser capaz de sacrificarse por el bienestar de su familia.

A mis hijos, Daniela, Paulina y Ricardo Sebastián, por quienes hago mucho de los proyectos de vida y ser las personas importantes en mi existencia.

A mis hermanos y amigos, por su cariño y siempre con palabras de aliento dan las fuerzas para seguir adelante.

Ricardo López Serrano

CAPÍTULO I
INTRODUCCIÓN

Una unidad médica es un conjunto de áreas, departamentos o servicios encargados de la producción de servicios médicos. Se denomina servicio médico, a aquel servicio cuyo objetivo directo es la mejora, apoyo o protección de la salud. Puede ser visualizada como empresa u organización donde se combinan múltiples insumos, tanto en su **estructura**. (recursos financieros, materiales y humanos, como también, a la forma en que están organizados, reglas, normas, procedimientos, documentos que integran un sistema de información, en igual manera como los conocimientos y habilidades que aplica el personal). En sus **procesos** (conjunto de actividades realizadas por el personal para atender a los usuarios, incluye las actividades que realizan, la forma o maneras como se atiende a los pacientes), para producir **resultados** (cambios en el estado de salud de la población atendida, por ende mejoría) y como producto final, en la salida del usuario de la unidad médica.

Una de las razones por las que interesa el tema es, que tanto los objetivos, como las funciones administrativas en una unidad médica, guardan una estrecha relación con la producción, optimización y coordinación de recursos, que pueden ser logrados mediante la utilización de diversas técnicas matemáticas, tales como la programación lineal, realizadas por el personal especializado en virtud de que en la actualidad se ha observado que el aspecto médico-administrativo en las áreas médicas, se realiza en forma empírica.

A través de un modelo matemático de programación lineal, se facilita el entender cómo funciona una organización existente o propuesta, además de que los modelos pueden ser alterados, rápida, fácil y económicamente, lo que permite opciones en la solución de problemas.

No se pretende contribuir a la ciencia de la programación lineal, sino demostrar, cómo las técnicas de éste tipo pueden ser utilizadas en los programas de salud, y cómo estudios similares se pueden hacer a partir de éste, utilizando técnicas más depuradas por aquellos que realicen planeación en dónde los problemas de salud persisten.

Por el contrario, se pretende ofrecer soluciones a algunos de los problemas de salud que persisten en la actualidad en nuestro país, como son, los recursos escasos o limitados, sobre todo durante las situaciones de crisis como la que actualmente se afronta; mejorar la calidad de la atención, buscar proporcionar el conocimiento necesario, para corregir las deficiencias presentes en la organización, y analizar los factores que las determinan, así como cuándo y en que forma, deben implementarse los hallazgos.

La producción del cúmulo de conocimientos que proporciona una predictibilidad suficiente en materia de servicios de salud, se pueden utilizar, para sustentar políticas y decisiones operativas que sean útiles, para los distintos niveles de la estructura de los servicios de salud.

La teoría de la producción, analiza la forma en que un productor dado "Unidad Médica", combina varios insumos, para producir una cantidad de servicios estipulados de manera económicamente eficiente. Toda entidad, tiene que organizar de algún modo el proceso para resolver adecuadamente los problemas económicos fundamentales, pero, independientemente de la organización que se adopte, hay principios económicos universales, que rigen el proceso productivo. La producción de servicios médicos, puede estar en manos del Estado o en manos de la Empresa privada, pero en ambos casos la actividad productiva está condicionada por ciertas leyes o principios generales que tiene que tomar en consideración el **"Directivo"**, si desea lograr el uso más eficaz de los recursos económicos a su disposición, es decir, lograr la máxima producción, bajo cualquier tipo de organización socio-económica.

Un directivo ha logrado el nivel óptimo de producción cuando combina los factores de trabajo en tal forma, que el costo de producir una unidad del producto, resulta ser el más bajo posible. Cuando un directivo varía las unidades de uno de los factores de producción, mientras mantiene constantes las unidades de los demás factores, logrará el nivel de producción más eficaz (nivel óptimo de producción), esto es, cuando el costo de producir una unidad, sea lo más bajo posible.

Otra razón para abordar el tema es, que normalmente se debe utilizar técnicas cuantitativas y conceptos de sistemas, para resolver problemas de acuerdo con los requisitos generales de sistemas y los objetivos de la organización, proporcionando bases para la toma de decisiones administrativas mediante la evaluación de varios cursos de acción.

Uno de los problemas de salud que persiste en la actualidad en nuestro país, es el desfinanciamiento crónico más marcado en el sector salud, que repercute en la dotación de escasos recursos para las unidades hospitalarias.

Para evaluar la utilización del recurso, es necesario enfocarse en la evolución del proceso, ya que se refiere a actividades del personal en relación a tiempo, equipos, instalaciones y costo, y que puede realizarse sobre un individuo, o sobre un grupo de individuos que otorgan los servicios, sin embargo, los juicios de evaluación del proceso están limitados por el desconocimiento o falta de información de la relación; proceso-resultado.

La aplicación de un modelo de evaluación de la utilización del recurso y desempeño permitirá tener información más objetiva, que auxilie en la toma de decisiones haciendo más eficientes a las unidades médicas.

CAPÍTULO II

ANTECEDENTES

S e ha observado espectacular avance en la ciencia médica que hace posible hoy día, la prevención o tratamiento de enfermedades, en condiciones que en las últimas décadas causaban muerte o incapacidad. El público cada vez más numeroso asegurado a los servicios de salud, busca los beneficios es éste progreso. Al mismo tiempo, ha aumentado el consenso acerca de que los cuidados de la salud son una obligación y no un privilegio, y que la gente tiene derecho a recibir los servicios de salud que requiera y necesite para prolongar su vida.

La implementación de esa política social, ha sido expandida al papel del gobierno en el financiamiento y provisión de servicios de salud, especialmente, para aquellos que son incapaces de proporcionar cuidados y en áreas, donde el sector privado es deficiente. El continuo y rápido incremento en los costos de unidades de salud, amenaza a las personas que se mantienen a sí mismas y reduce la efectividad de los programas públicos.

El acceso a los servicios de salud, continúa siendo una dificultad para una amplia parte de la población y el problema persiste; y las consecuencias de la inflación en los costos son muchas.

Los cambios que ocurren en el mundo que nos rodea exigen de todas las organizaciones, ya sean éstas públicas o privadas, una capacidad de adaptación e innovación constante, ya que las exigencias y tecnologías nuevas, generan presiones para establecer nuevas formas de proceder para aumentar el impacto de la Institución en la comunidad o población que atiende.

Las unidades médicas como prestadores de servicios de relevancia social, deben estar atentas al desarrollo de tecnologías, no solo para adaptaciones temporales en circunstancias favorables, sino para acciones gerenciales, ya que el aprovechamiento al máximo de los conocimientos, mejorará la eficiencia y eficacia en la prestación de los servicios.

El progreso de unidades médicas puede ser visto como resultado de la capacidad gerencial de responder a los desafíos impuestos por los cambios de la sociedad, económicos, políticos y tecnológicos. Entre éstas condiciones y cambios podemos destacar:

- El progreso tecnológico en el área médica, que brinda oportunidad de mejoría constante en la atención a la salud, y genera un aumento en la productividad de la unidad médica.

- El desarrollo socio-económico de la región, puesto que es el responsable del crecimiento de enfermedades crónicas, sin reducir las causadas por dificultades físicas.

- El mejoramiento de la ciencia médica que impone tratamientos variados e individuales que exigen una estructura compleja para su ejecución.

Esos factores externos y muchos más hacen que la unidad médica moderna, sea una institución compleja en la que la administración pasa a ser una preocupación principal. Esto mismo, genera que se refuercen ideas sobre eficiencia y racionalidad que antes ocupaban un segundo plano, la función administrativa gana mayor espacio en la unidad médica, ya que se integra a varias actividades de asistencia, y no se ve como una instancia de apoyo aunque el énfasis sea dado en la dimensión gerencial. Se entiende por lo tanto, que el desarrollo de una unidad médica depende también de su desarrollo físico y tecnológico.

El modelo de una unidad médica-moderna proporcionada de tecnología y de una organización apta para prestar servicios de calidad, causa satisfacción en los usuarios y en el ambiente interno del personal. De ésta manera en el sentido de modernización de la unidad médica se deben considerar cuatro dimensiones tecnológicas, las cuales son:

Dimensión tecnológica: Ésta debe ser vista como un proceso de innovación constante en la cual los nuevos equipos sean accesibles a la práctica médica, por lo cual se hace necesario que la dirección de la unidad médica, preste atención continua para evitar que los equipos, prácticas y métodos de acción se vuelvan obsoletos. La experiencia ha demostrado, que la tecnología médica es compensatoria; pues ha proporcionado diagnósticos más rápidos y precisos, además de tratamientos especializados, y en materia económica, ha generado una disminución en los costos directos e indirectos de la salud debido a que reduce el tiempo de atenciones.

Dimensión física: la obtención de nueva tecnología exige muchas veces el cambio en el espacio físico, puesto que en la mayoría de las veces son unidades médicas que fueron construidas hace mucho tiempo, y al introducir equipos nuevos, se enfrenta la dificultad de tener que realizar modificaciones a la estructura ya existente. Dado que la modernización física es imprescindible para poder realizar la innovación tecnológica, la unidad médica moderna requiere de dependencias flexibles y apropiadas a las nuevas tecnologías en sus conceptos de administración y atención médica, es preciso que el espacio pueda ser modificado con facilidad, para que la adquisición de equipos sea más viable evitando mayores gastos.

Dimensión humana y gerencial: Las estructuras y métodos poco actualizados, hacen que los gerentes realicen un mayor esfuerzo en busca de mejorar resultados en el sistema administrativo de las unidades médicas, los cuales en ocasiones son deficientes generando frustraciones, lo que aunado al todavía bajo nivel de inversión en la administración, los desalienta, e inicia un ciclo de ineficiencia como producto de la frustración; lo que propicia que se pierdan oportunidades de desarrollo personal y profesional. En el punto de vista gerencial, la modernización es el desarrollo de un nuevo modelo de gestión médica que apoyado con tecnologías avanzadas, será más eficiente para satisfacer a los usuarios, lo que hace necesaria una capacitación gerencial para adquirir conocimientos sobre alternativas gerenciales modernas que equivalgan a la tecnología médica que se está utilizando, misma que exige encontrar nuevos recursos y transformar las tareas internas a fin de acondicionar las nuevas informaciones, demandas y necesidades existentes.

Es conveniente tener una visión global del medio cambiante y no asumir que su experiencia anterior y sentido común serán suficientes para el buen desempeño de su gestión médica, estos factores son de utilidad, pero no son suficientes para ser un buen gerente. Asumir un cargo importante administrativo o de dirección requiere de cambios fundamentales.

La complejidad de la organización moderna exige habilidades administrativas superiores a las de la experiencia y sentido común anteriores, es necesario aprender técnicas y habilidades diversas actualizadas y mejoradas para obtener una nueva manera de dirigir grandes proyectos y organizaciones, como las unidades médicas de hoy en día.

Dimensión de sistemas de información: Probablemente la mayor revolución que se observa en la administración en el mundo contemporáneo, proviene de las nuevas formas de manejar la información. El progreso en las telecomunicaciones y el procesamiento electrónico de datos ha traído cambios rápidos y visibles en casi todas las empresas privadas e instituciones públicas.

Ésta revolución ha alterado profundamente la vida administrativa al:

• Mejorar la capacidad de uso de información para tomar decisiones.

• Hacer instantáneo el acceso a la información.

• Mejorar la presentación de datos por medio de tablas, gráficos, etc., haciendo uso de la construcción electrónica.

• Permitir el análisis inmediato y la sistematización de los diferentes procesos y actividades que se desarrollan en el sistema.

• Evitar presiones al ocuparse con tiempo suficiente sobre las perspectivas de mediano y largo plazo.

• Evaluar el trabajo actual, a mediano, y largo plazo.

Vale la pena destacar que un sistema de información solamente es útil, si se limita a los datos que llevan a la mejoría de los resultados. Un sistema de información solamente es de utilidad para la gestión, si igualmente proporciona a tiempo la información adecuada para la toma de decisiones.

La información como un recurso gerencial, puede y debe ser continuamente perfeccionada y compartida, con los demás niveles de la organización que convenga la conozcan.

Lamentablemente, los sistemas rutinarios y tradicionales de información y evaluación no siendo flexibles, raramente indican diferencias en la utilización del recurso entre los distintos servicios, así cómo difícilmente permiten conocer necesidades no satisfechas, cumplimiento de estándares de atención, y la interrelación entre los niveles de atención.

Hasta el día de hoy, no se logrado una metodología capaz de poseer la suficiente adaptabilidad a la variedad de contextos que se desarrollan en la atención médica.

Aunado a lo anterior, se presenta el aumento de factores encarecedores de la atención médica que inciden en una mala distribución de recursos y mal aprovechamiento de los mismos.

Pese a la creciente preocupación por desarrollar metodologías que permitan evaluar y monitorear los avances para la iniciativa Universal de salud para todos, hasta ahora, no se ha logrado una metodología capaz de poseer la suficiente adaptabilidad a los contextos en que se desenvuelve la atención médica.

1. FIGURA DEL SISTEMA CONCEPTUAL DE PRODUCCIÓN DE CUIDADOS DE SALUD DEL HOSPITAL

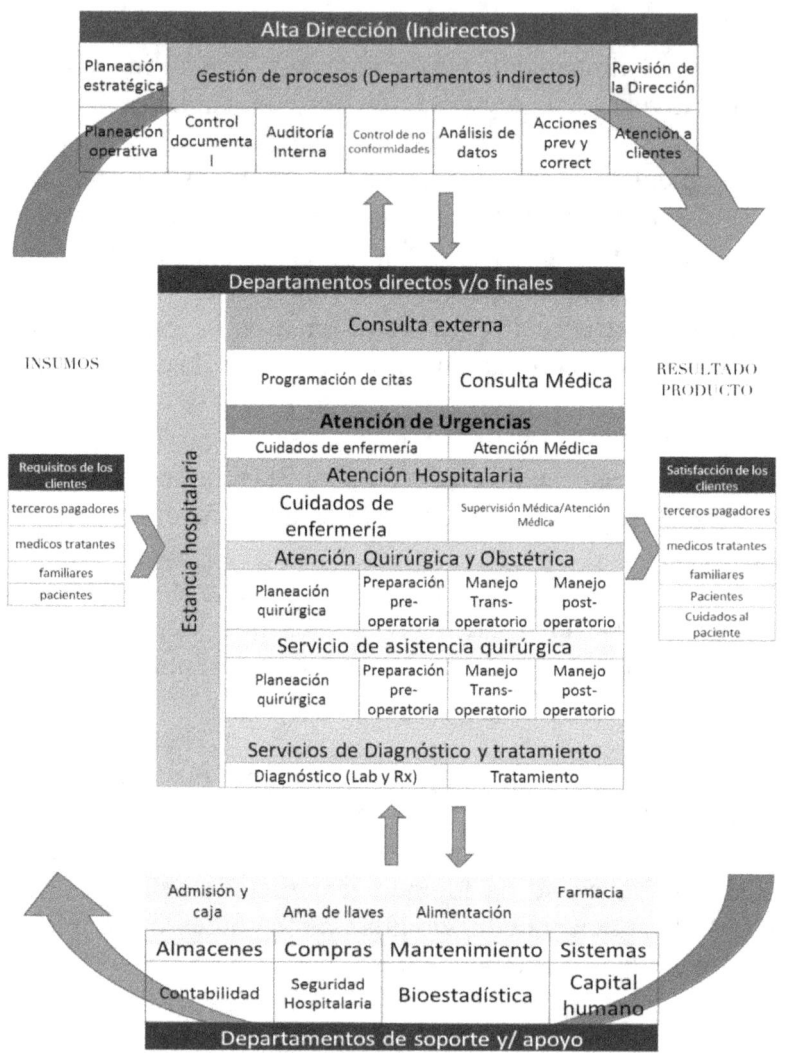

CAPÍTULO III
PROPÓSITOS

Los propósitos a lograr son:

a) Desarrollar y presentar un modelo conceptual de productividad del hospital.

b) Determinación de los parámetros del modelo.

c) Obtener el resultado de número de pacientes de manera óptima, por diagnóstico.

d) Aplicar el modelo para examinar (diagnosticar) la eficiencia en la utilización de los recursos en el análisis de cualquier unidad médica, por departamento.

e) Valorar la utilidad del modelo, para la medición de resultados, la evaluación de los efectos de las políticas operantes y los cambios tecnológicos.

f) Obtener la información más objetiva posible, necesaria para corregir las deficiencias presentes en la unidad, que permita auxiliar en la toma oportuna de decisiones, haciendo más eficiente la unidad médica y llevando a buen término el seguimiento de las soluciones viables.

g) Indicar el número de pacientes que puede ser tratados sin exceder las capacidades de los departamentos finales o médicos y ante un incremento de la demanda, el modelo muestra aquellos departamentos que pudieran tener problemas para su atención.

h) Analizar con la información resultante, la posibilidad y conveniencia de ampliación de la unidad médica o de nueva(s) unidad(es), con el balance eficiente de recursos.

i) Asignar en el aspecto presupuestal, su aplicación de acuerdo a la operación del servicio, permitiendo hacer más funcional y eficiente la operación.

j) Coadyuvar en la determinación de costos unitarios reales por departamento, por cada actividad y como consecuencia, conocer por lo mismo precios de venta más reales con plena seguridad de no incurrir en pérdidas económicas.

CAPÍTULO IV
ÁREAS DE APLICACIÓN

Para las unidades médicas en general el cuidado de los pacientes es específicamente el objetivo principal, por lo que en éste Modelo en especial, se enfoca en el hospital como un productor de cuidados al paciente, sin embargo, para cualquier organización de atención sanitaria, como una clínica de consulta externa general o de especialidad, ya sea centros de atención ambulatoria, o centros de salud mental, laboratorio de análisis clínicos, gabinete de radiología, clínica de rehabilitación, e inclusive un servicio de ambulancias, etc., se puede aplicar sin mayores contratiempos, el único requisito es diagnósticos, departamentos médicos, e información estadística, ya sea histórica o de manera prospectiva obtenerla, independientemente del tamaño que sea y de las características que tengan éstos.

Un hospital produce tres tipos de servicios al proporcionar cuidados a los pacientes, a saber: servicios médicos, servicios de soporte o apoyo y servicios indirectos.

En principio los departamentos como hospitalización, laboratorio, radiología, obstetricia y cirugía, producen diagnósticos y servicios terapéuticos, mismos que se proporcionan directamente a los pacientes. Un segundo grupo de departamentos existe para alojar adecuadamente a los pacientes que residen en el hospital, como son dietología, intendencia y lavandería. Los servicios de estos departamentos son proporcionados directamente a pacientes, o en forma indirecta a los departamentos médicos. Existe un tercer grupo de departamentos creado para proporcionar soporte indirecto a todos los departamentos médicos y servicios de apoyo.

El rendimiento de los departamentos médicos responde a la combinación de diagnósticos y al volumen de pacientes, por lo que los pacientes con diferentes diagnósticos, requieren de otros servicios médicos.

Por otra parte, los departamentos de apoyo tienden a proporcionar una serie de servicios fijos cada día que un paciente reside en el hospital de acuerdo al diagnóstico, por lo tanto, el rendimiento de ésos departamentos responde primariamente al volumen de pacientes.

Los departamentos indirectos proveen servicios a todos los departamentos y son menos afectados por la combinación de volumen de pacientes.

El tamaño y alcance de operación de un hospital son probablemente los determinantes primarios del rendimiento de ésos departamentos.

Este modelo para mostrarlo, se enfoca en los departamentos médicos y en los servicios que ésos departamentos proporcionan a los pacientes hospitalizados.

La principal razón para el modelo es, que los departamentos médicos representan la parte primordial más distintiva e importante del cuidado del paciente.

La segunda razón para concentrarse en los departamentos médicos es, que la capacidad de estos departamentos fuerza el rendimiento del hospital, en vez de los servicios de apoyo o servicios indirectos en el corto plazo. La demanda de los servicios de cada departamento médico depende de la combinación y volumen de pacientes tratados. La habilidad de cada departamento para incrementar su rendimiento en respuesta al incremento en la demanda, depende en la naturaleza de su función de producción.

En el corto plazo el suministro de algunos factores de producción tales como, equipo, capacidad y habilidades personales, son fijas. Si la producción sobre condiciones de proporciones variables es posible, el rendimiento puede ser incrementado, aplicando más insumos variables a los factores fijos; sin embargo, si la elasticidad del rendimiento con respecto a los insumos variables falta rápidamente, cuanto más insumos variables son empleados, la capacidad de un departamento será rápidamente alcanzada. Cuando la capacidad de un departamento para producir un tipo de servicio es alcanzada, el número de pacientes tratados por unidad de tiempo, no puede ser usualmente incrementado sustituyéndolo por otro tipo de servicio.

En contraste y como consecuencia, la calidad puede ser mas complacientemente sacrificada en los departamentos de soporte e indirectos.

La capacidad de los departamentos médicos está también limitada por normas de trabajo, definidas por la propia institución (alta dirección).

Idealmente, el rendimiento de un hospital debe ser medido en términos de su contribución a la salud en los pacientes egresados de hospitalización (cualitativo).

Una medida de rendimiento del hospital en términos de su contribución a la salud de los pacientes tratados, se definirá como el tiempo transcurrido desde el momento de admisión hasta su egreso. (Tiempo de estancia) (Cuantitativo).

La medida de rendimiento del hospital más frecuentemente usada; son los pacientes tratados y días-paciente de cuidados otorgados.

Medir el rendimiento por días-paciente, implica que la contribución a la salud de una estancia hospitalaria, es indirectamente proporcional a su duración en tiempo. En otras palabras; en consenso con los médicos tratantes de los pacientes hospitalizados, los días de estancia están dados en función de la necesidad de estar internados los pacientes hasta lograr un estado satisfactorio de salud para egresar y esto es diferente por paciente de acuerdo a su diagnóstico.

El tipo de consenso postulado en éste argumento puede ser esperado de un hospital con una buena organización del equipo médico y una efectiva utilización y análisis del mecanismo ambos de los cuales, mandan al desarrollo de estándares de uso apropiado del hospital. El hospital trata una combinación heterogénea de tipo de casos. Entendiendo que el hospital está haciendo una positiva contribución a la salud de los pacientes tratados y que la contribución es la misma para todos los pacientes de un tipo dado.

El reconocimiento explícito de tipo de casos en la definición del rendimiento, ofrece grandes ventajas:

Primero: El diagnóstico hecho en el hospital probablemente posee un alto grado de relevancia y validez.

Segundo: Esta aproximación es práctica, ya que los diagnósticos de ingreso y egreso son rutinariamente generados en los expedientes clínicos.

Finalmente, esta aproximación es significativa para el propósito del tema.

Está comprobado que la cantidad de servicios producidos por los departamentos médicos, depende en ambos casos de la combinación y volumen de los pacientes tratados por unidad de tiempo. De éste modo, el rendimiento debe reconocer la mezcla de casos tratados.

Las unidades de medida de los servicios médicos son:

DEPARTAMENTO	ACTIVIDAD
Hospitalización	Pacientes egresados
Salas de operaciones	Cirugías efectuadas
Salas de partos	Partos efectuados
Laboratorio de análisis clínicos	Exámenes de laboratorio efectuados
Radiología	Estudios de radiología efectuados

Para el propósito del modelo, la aceptación de cualquier unidad de medida depende, de la extensión a la cual representa el rendimiento de un departamento o sección de departamento con sus insumos, que son independientes de otros departamentos.

Si un departamento consiste de independientes secciones, los recursos, los cuales no son intercambiables, separa el rendimiento medido. Si los diferentes servicios consumen diferentes porciones de la capacidad de un departamento, una medida de peso o diferentes medidas, serán requeridas. (Ejemplos: Laboratorio de análisis clínicos, tiene áreas o secciones, con equipo diferente, como hematología, química clínica, microbiología, inmunología, etc.; Radiología, tiene áreas con equipos diferentes, como radiología simple, tomografía axial computarizada, monografía, resonancia magnética, etc.)

Por lo tanto, si se aplica la programación lineal (modelo matemático), como una técnica analítica a los servicios que proporciona el hospital (cuidados hospitalarios, laboratorio clínico, radiodiagnóstico, toco cirugía y sala de operaciones), con referencia en los diferentes diagnósticos que se presentan, se determinará y optimizará la mejor ubicación de los recursos y se logrará maximizar las funciones de atención médica y quirúrgica, para proteger, conservar, restablecer y mejorar el estado de salud y proporcionar una mejor atención según su capacidad, políticas y objetivos.

Las variables utilizadas son: principalmente diagnóstico, separados los pediátricos (edad) y en el área de ginecobstetricia (sexo).

CAPÍTULO V

ASPECTOS METODOLÓGICOS

PROGRAMACION LINEAL

La **programación lineal** es un procedimiento o algoritmo matemático mediante el cual se resuelve un problema indeterminado (número de pacientes a atender), formulado a través de un sistema de inecuaciones lineales, optimizando la función objetivo (máximo número de pacientes a atender), también lineal.

Consiste en optimizar (minimizar o maximizar) en este caso maximizar, una función lineal, denominada función objetivo (máximo número de pacientes a atender), de tal forma que las variables (diagnósticos diversos) de dicha función estén sujetas a una serie de restricciones (capacidades de los departamentos médicos) que se expresan mediante un sistema de inecuaciones lineales. La resolución de este problema se obtiene analizando las posibles alternativas de valores enteros de esas variables (diagnósticos diversos) en un entorno alrededor de la solución obtenida considerando las variables reales, con el fin de dar un soporte para toma de decisión en tiempo real, para un aprovechamiento óptimo de los recursos.

La programación lineal desarrolla una solución absolutamente "mejor" de tal modo que no tiene otra que la supere, estableciendo una comparación entre todas las condiciones posibles (**variables de decisión**), y seleccionando la mejor, dependiendo de las medidas de eficiencia escogidas.

Se utilizan expresiones matemáticas para describir las condiciones del problema. Las restricciones que pesan sobre las variables de decisión implicadas, se denominan **limitaciones.** La medida de la eficiencia que se desee aumentar al máximo, se conoce como **función objetivo.** Las limitaciones, las variables de decisión y la función objetivo, constituyen el modelo matemático que describe el problema que es preciso resolver.

Todas las expresiones matemáticas del modelo son de primer grado. La programación se refiere al procedimiento de etapa por etapa para desarrollar la mejor solución, seleccionando la combinación más adecuada de distribución de recursos entre las demandas, de todas las alternativas factibles.

Método Simplex, se utiliza para resolver cualquier problema de programación lineal, y es un procedimiento algebraico que llega al resultado óptimo por medio de un proceso iterativo bien definido. Éste está bien adaptado para las computadoras.

SELECCIÓN DE TÉCNICA ESTIMATIVA:

FUNCIÓN OBJETIVO: Maximizar el número de pacientes tratados por grupo de diagnósticos y unidad de tiempo (para presentación e información anual) dado el tamaño del hospital y alcance de los servicios, sujeto a la calidad que debe mantenerse en un nivel aceptable del equipo médico, lo cual es resumido a corto plazo y los servicios no deben exceder las capacidades de los departamentos.

RESTRICCIONES O LIMITACIONES: La capacidad de cada departamento médico es considerada como una restricción en el rendimiento del hospital. La cantidad total de servicios médicos consumidos por unidad de tiempo (anual para esta presentación), debe ser igual o menor a la cantidad máxima de servicios por unidad de tiempo que el departamento médico está equipado y preparado para producir.

VARIABLES: El tratamiento o manejo de cada caso (diagnóstico por grupo), es contemplado como un proceso de producción separado.

El primer punto de desarrollo en el modelo es determinar los **coeficientes** a especificar en la matriz del estudio del hospital, cada coeficiente de las variables, en efecto, es la cantidad promedio de servicio médico proporcionado a cada paciente de un caso determinado, durante el periodo analizado (anual).

La cantidad de pacientes agrupados por tipo de diagnóstico, puede ser examinada efectuando promedios calculados sobre la cantidad de cada servicio recibido por diagnostico, a través de estimaciones objetivas hechas por médicos, o de manera prospectiva obtenerlas.

El modelo en esta ocasión se presenta en retrospectiva y de manera explicativa, y es propuesto como una representación conceptual del proceso de cuidados al paciente, aplicable a hospitales con atención a comunidad abierta (público y privado) y población cerrada.

SELECCIÓN DE DIAGNÓSTICOS:

Los criterios utilizados para clasificar los diagnósticos para el modelo presente son:

a) Los pacientes de cada grupo deben ser homogéneos en el uso de los servicios médicos y

b) Los grupos deben de ser administrativamente significativos.

El sistema de clasificación es mucho más preciso si los pacientes pediátricos y obstétricos son separados de otros pacientes. Ambos grupos utilizan menos servicios que los pacientes médicos y quirúrgicos, lo que representa, los diferentes tipos de pacientes. Dos días de estancia promedio en pacientes obstétricos, contra cinco días de pacientes quirúrgicos y médicos.

Las categorías de diagnóstico son usadas en el presente modelo como la base para la clasificación de pacientes, aunque se puede usar la que se desee, sólo debe considerar una adecuada representación con los criterios mencionados anteriormente.

Las categorías de diagnósticos utilizadas para esta presentación son 48: Trece de pediatría, treinta y dos médico quirúrgica, y tres de obstetricia; como se puede apreciar en los siguientes cuadros anexos, observando en cada diagnóstico de una clase a otra la clasificación internacional de enfermedades.

CLASIFICACIÓN INTERNACIONAL DE ENFERMEDADES (C.I.E. 10)

En el caso de los pacientes médicos y quirúrgicos, parece más importante clasificar pacientes por diagnóstico que por servicio del hospital, ya que el uso del servicio médico generalmente varía más de categoría a categoría, que de servicio a servicio, en una categoría determinada.

Generalmente para fines prácticos del modelo en estudio, el agrupar los pacientes médicos-quirúrgicos facilita, la operación del modelo.

Las estadísticas médicas de servicios favorecen a la Administración de Atención Medica y se pueden usar para determinar: Personal, valorar tratamientos, egresos, consultas, cirugías, estudios, exámenes, etcétera.

El conocimiento y entendimiento de la información estadística pasada y presente, indudablemente modifica el juicio administrativo y por lo tanto, las decisiones futuras.

MODELO: La representación de los sistemas.

Una manera de abordar un problema que requiera de muchos factores, es la elaboración de modelos que dan oportunidad a simulaciones, en las que se puede modificar las variables que se deseen.

Un **modelo** es una representación simplificada de la realidad, que se elabora para facilitar su comprensión y estudio, permitiendo ver de forma clara y sencilla, las distintas variables y las relaciones que se establecen entre ellas. Los modelos resultan muy útiles y su elaboración implica varios aspectos:

• Deben presentar la realidad lo más fielmente posible.

• Deben ser más sencillos y manejables, que las situaciones reales. Los modelos permiten observar evolución de los sistemas y predecir su comportamiento.

• Dan una mejor comprensión de la realidad.

La literatura nos indica que los científicos revisan continuamente sus modelos tratando de lograr una mayor aproximación entre la teoría y la realidad, aumentando así la precisión de las predicciones.

Es importante no olvidar que un modelo no es la realidad, sino una representación que nunca coincide exactamente con ella.

Estas representaciones se hacen mediante expresiones matemáticas.

Un sistema puede tener varios modelos, dependiendo de lo que nos interese del mismo.

PRODUCTIVIDAD Y/O RENDIMIENTO: En realidad la productividad y/o rendimiento debe ser definida, como el indicador de eficiencia que relaciona la cantidad de recursos o los medios utilizados, en relación con la cantidad de producción obtenida (resultados).

Cabe destacar que el concepto de productividad y/o rendimiento, también se encuentra vinculado al de **eficiencia**.

La **eficiencia,** es la capacidad de lograr un resultado empleando la menor cantidad posible de recursos. Se identifica con la utilización de los recursos. Relaciona los resultados finales con el esfuerzo practicado para obtenerlos en término de dinero, recursos y tiempo. Este concepto se encuentra ligado a la maximización de la cantidad del producto, para lograr la mayor producción posible manteniendo constante el insumo. Y permite la más adecuada y económica utilización de recursos para obtener los mejores resultados.

En la eficiencia hay que considerar cuatro componentes interrelacionados: **Trabajo, Tiempo, Productividad** y **Costo**.

Trabajo: El cual puede ser medido en forma cuantitativa en términos de exámenes de laboratorio, estudios radiológicos e intervenciones quirúrgicas.

Tiempo: Éste puede ser analizado en varios aspectos ya que hay tiempos teóricos, reales, o tiempo promedio de diversas actividades en la atención médica.

Productividad: se refiere a la realización insumo-producto, ya mencionada anteriormente, solo contempla la tecnología empleada en algunas actividades que puede influir para aumentar la productividad.

Costo: Es la representación de gasto en dinero que conlleva la operación del recurso. Los cambios en la tecnología, que implican el uso de equipo más caro o la implantación de ciertas medidas de racionalización que se pueden traducir, en aumento de personal e implicar incremento en el costo de producción. El costo de producción involucra además de los costos de los insumos, la depreciación de los bienes de capital empleados.

EVALUACION: Corresponde al proceso sistemático y científico de determinación del grado en que una estructura, una acción, o un conjunto de acciones y unos resultados de salud, se realizaron en relación a algún estándar previamente establecido.

Dentro de las determinaciones a evaluarse encuentran: **proceso y resultados.**

Proceso: Implica el tiempo de realización, actividades, mecánica operativa y costo. Lo que se efectúa, contra lo que se puede hacer. Los juicios sobre la evaluación del proceso están limitados por el conocimiento incompleto de la relación proceso-resultado. La finalidad, es conocer las asignaciones de recursos a unidades productivas en relación a costos y con criterio de productividad; evaluar por lo tanto, la eficiencia del sistema. La cuantificación se efectúa tomando como base instrumentos y actividades. **Instrumento;** es una combinación cuali-cuantitativa de recursos específicos para producir una actividad (día-paciente). **Actividad;** es una serie sistematizada de acciones ligadas cronológicamente con criterios de eficiencia, que se entregan a un sujeto para producir un cambio, a las cuales es inherente e imputable un costo (paciente egresado, cirugía, etc.).

Ejemplo:

DEPARTAMENTO	INSTRUMENTO	ACTIVIDAD
Hospitalización	Día-paciente	Pacientes egresados
Salas de operaciones	Hora/cirugía	Cirugías efectuadas
Salas de partos	Hora/parto	Partos efectuados
Laboratorio de análisis clínicos	Exámenes/hora	Exámenes de laboratorio efectuados
Radiología	Estudios/hora	Estudios de radiología efectuados

Resultado: reflejarán la realidad; a nivel de instrumento, actividades, o de pacientes.

Concluyendo: Representación de Programación Lineal.

La función de producción, puede ser representada por una matriz compuesta de coeficiente. Ese coeficiente es la cantidad promedio de un determinado servicio médico recibido por paciente, por cada caso o diagnóstico, durante un período específico.

NUEVO MODELO DE EVALUACIÓN DE LA UTILIZACIÓN DEL RECURSO EN LA ATENCIÓN MÉDICA

VARIABLES DIAGNÓSTICOS		DEPARTAMENTOS (RESTRICCIONES O LIMITACIONES)					
	Número de Pacientes por Grupo de Diagnóstico	1 Capacidad	2 Capacidad	3 Capacidad	4 Capacidad	5 Capacidad	Función Objetivo Resultado
		COEFICIENTES					
1 - 48		Promedio de exámenes	Prom de estudios	Promedio de uso de quirófano	Prom de uso de sala de partos	Prom de días-paciente	1 – 48 Número de Pacientes Óptimo

1: Laboratorio, 2: Rayos X, 3: Quirófano, 4: Sala de expulsión, 5: Hospitalización

CAPÍTULO VI
PARÁMETROS DEL MODELO

Los parámetros establecidos son:

1) Diagnóstico; agrupados por relación (Pediátricos, Adultos hombres y mujeres y Gineco-obstetricia). Se puede realizar por cada unidad médica para el modelo. (Tabla 1)

2) Listado de categorías de Diagnósticos: Clasificación Internacional de Enfermedades con números de clave.

3) Estimaciones consensuadas del uso relativo de cada servicio médico por los diferentes diagnósticos. Elaboradas por los médicos especialistas de cada hospital. (Tabla 2)

Los datos del modelo son de manera anual, obtenidos en forma regresiva, ya que la incidencia de varias enfermedades que requieren hospitalización, varía de temporada a temporada por la cantidad de información que representa ese periodo, y por la situación geográfica en que se encuentra la unidad médica, así como por los aspectos económicos de la población usuaria, y sus aspectos sociales entre otros, por lo tanto, es deseable usar datos de ese periodo, para mayor certidumbre.

El diseño, en esta ocasión del modelo, es limitado a pacientes hospitalizados.

En forma general y realista, el uso de más servicios médicos es de acuerdo a los pacientes de los diferentes diagnósticos, quienes utilizan un servicio determinado en diferente cantidad del mismo.

Como ejemplo: Pacientes cardiacos reciben más EKG, pacientes hematológicos más exámenes de laboratorio, pacientes con enfermedades crónicas más horas de oxígeno y pacientes con fracturas más procedimiento de rayos x, que otros pacientes en otras categorías.

En resumen, el uso de algunos servicios entre más complejo y serias son las condiciones incluidas en su diagnóstico, mayor la cantidad de servicios demandados y recibidos por pacientes.

Para la demostración del modelo se utilizó la información de un Hospital General "X" de 189 camas censables, que cuenta con las 5 especialidades básicas, Medicina Interna, Ginecoobstetricia, Pediatría, Cirugía General y Ortopedia-traumatología y sub-especialidades tanto clínicas como quirúrgicas, salas de operaciones, labor y expulsión, laboratorio de análisis clínicos, rayos X y otros servicios no considerados para el modelo.

TABLA 1
NÚMERO DE PACIENTES POR CADA DIAGNÓSTICO Y SERVICIO, ATENDIDOS ANUALMENTE

PEDIATRÍA

DIAGNÓSTICO	CLAVE C.I.E.	EDAD EN AÑOS				PROMEDIO DÍAS ESTANCIA
		-1	1-4	5-14	Total	
Procesos infecciosos	001-136	115	92	31	238	5.2
Trastornos del ojo y anexos	360-379	2	7	32	41	2.53
Patologías del oído	380-389	1	1	4	6	6.00
Enfermedades respiratorias vías sup.	470-478 460-465	2	30	15	47	4.31
Neumonías y bronquitis	480-496 466	41	180	31	252	3.58
Enfermedad crónica de amígdalas y adenoides	474	1	11	204	216	1.74
Apéndices	540-543	0	4	53	57	5.36
Hernia de cavidad abdominal	550-553	5	16	18	39	1.12
Otras enfermedades gastrointestinales	555-558	1	1	0	2	4.5
Enfermedades del ap. Genitourinario	580-599	0	5	18	23	5.6
Fracturas	800-829	3	21	78	102	4.03
Otros traumatismos	830-959	3	28	54	85	4.68
Otras enfermedades	000-999	538	151	170	859	4.04
TOTAL		712	547	708	1967	

MÉDICO-QUIRÚRGICO

DIAGNÓSTICO	CLAVE C.I.E	15-24	25-44	45-54	65 +	Total	PROM. DÍAS ESTANCIA
		EDAD EN AÑOS					
Procesos infecciosos	001-136	23	57	37	15	132	5.47
Tumores malignos	140-199	3	37	69	35	144	5.85
Otras neoplasias	210-239	34	175	68	4	281	2.94
Diabetes Mellitus	250	5	30	103	70	208	6.28
Enfs. De la sangre y órganos hematopoyéticos	280-289 200-208	28	17	9	7	61	5.55
Enfs. del S. Nervioso	320-359	15	23	13	4	55	6.3
Trastornos del ojo	360-379	30	69	63	75	237	1.68
Patologías del oído	380-389	2	4	3	1	10	4.9
Hipertensión arterial	401-405	4	17	28	21	70	4.7
Infarto agudo al miocardio	410	0	6	12	8	26	8.0
Otras enfs. del corazón	420-429	4	10	30	26	70	6.55
Enf. cerebrovascular	430-438	1	3	24	32	60	8.9
Otras patologías vasculares	440-459 411-414	9	39	68	42	158	4.62
Enfermedades respiratorias vías sup.	460-465 470-478	35	54	11	1	101	3.10
Neumonía y bronquitis	480-496 466	8	22	45	65	140	5.09
Enf. crónica de amígdalas y adenoides	474	24	10	0	0	34	1.67
Otras enfermedades respiratorias	500-519	3	4	18	16	41	10.8
Úlcera péptica	533	2	4	5	3	14	4.21
Padecimientos gastrointestinales	530-537	2	8	15	12	37	4.7
Apendicitis	540-545	64	30	12	2	108	4.85
Hernia de cavidad abdominal	550-553	30	55	74	44	203	2.75
Colecistitis y cálculos	574-575	18	67	67	9	161	4.59
Otros pads. Gastrointestinales	555-579	25	92	71	26	214	6.06
Enfs. del aparato genitourinario	580-599	29	54	55	18	156	5.49

Pads. Organos genitales femeninos	617-629	43	142	84	10	279	2.33
Enfs. de la piel y tejido celular sub.	680-709	35	42	19	6	102	2.96
Enfs. del sist. Osteomuscular y tejido conjuntivo	710-739	78	120	74	14	286	3.92
Anomalías congénitas	740-759	11	19	3	3	36	2.66
Fracturas	800-829	65	71	38	30	204	8.93
Otros traumatismos	830-959	19	29	10		58	12.37
Todos los demás	000-999	389	597	213	109	1308	3.41

DIAGNÓSTICOS	CLAVE C.I.E.	5-14	15-24	25-44	45-64	65+	Total	
Enfermedades mentales	290-319	4	6	22	12	6	50	4.58
TOTAL		4	1044	1929	1353	714	5044	

OBSTETRICIA

DIAGNOSTICO	CLAVE C.I.E	EDAD EN AÑOS					Total	PROM. DIAS ESTANCIA
		5-14	15-24	25-44	45-64	65+		
Complicaciones relacionadas con el embarazo	640-648	4	330	356	11		701	2.69
Abortos	630-639	2	180	229	4		415	1.2
Partos	650-676	6	2,282	1,971	3		4,262	1.32
TOTAL		12	2,792	2,556	18		5,378	1.49

SELECCIÓN DE SERVICIOS MÉDICOS

Se eligen Radiodiagnóstico, Laboratorio de Análisis Clínicos, Salas de Operaciones, Salas de Partos y hospitalización, ya que son los servicios básicos con los que debe contar un hospital general, pero dependiendo de las características particulares de cada unidad se podrían incluir otros servicios, (U.C.I., Terapia neonatal, Banco de Sangre, Electro diagnóstico, hemodinamia, hemodiálisis, Inhaloterapia, Endoscopía, anatomía patológica, etc.) para formar la matriz, siempre y cuando se tenga la información en forma apropiada, y poder procesar la producción de cuidados al paciente.

TABLA 2
LISTADO DE DIAGNÓSTICOS CON PROMEDIOS DE EXÁMENES, ESTUDIOS, HORAS-SALA DE PARTOS, HORAS-QUIRÓFANOS Y DIAS PACIENTE EN CADA DIAGNÓSTICO (COEFICIENTES)

DIAGNÓSTICOS	TOTAL DE PACS.	LABORA-TORIO	RAYOS X	QUIRO-FANO	EXPUL SION PARTOS	DIAS PACIENTE
PEDIATRIA						
Procesos infecciosos	238	10.4	.478	.000	0	5.2
Trastornos del ojo y anexos	41	2	.000	1.0	0	2.53
Patologías del oído	6	6.011	.243	.700	0	6
Enfermedades respiratorias vías sup.	47	8.2	.646	.000	0	4.31
Neumonías y bronquitis	252	7.67	.841	.000	0	3.58
Enfermedad crónica de amígdalas y adenoides	216	3	.009	.986	0	1.74
Apéndices	57	7.79	.000	.920	0	5.36
Hernia de cavidad abdominal	39	4.652	.000	.98	0	1.12
Otras enfermedades gastrointestinales	2	8.05	.334	.083	0	4.5
Enfermedades del ap. Genitourinario	23	10.48	.735	.628	0	5.6
Fracturas	102	6.64	.764	.620	0	4.03
Otros traumatismos	85	5.87	.469	.432	0	4.68
Otras enfermedades	859	9.34	.611	.409	0	4.04
TOTAL	**1,967**					
DIAGNÓSTICOS	TOTAL DE PACS.	LABORA-TORIO	RAYOS X	QUIRO-FANO	EXPUL SION PARTOS	DIAS PACIENTE
MEDICOQUIRÚRGICOS						
Proc. Infecciosos	132	16	.905	.135	0	5.47
Tumores malignos	144	13.83	.961	.802	0	5.85
Otras neoplasias	281	14.39	.463	1.003	0	2.95
Diabetes mellitus	208	15.47	1.44	.070	0	6.28
Enfs. De la sangre y órganos hematopoyéticos	61	16.67	1.081	.348	0	5.55
Enfs. del sist. Nervioso	55	14.69	.976	.518	0	6.3
Trastornos del ojo	237	13	.299	.972	0	1.68

Patologías del oído	10	14.5	.893	.595	0	4.9
Hipertensión arterial	70	16.0	1.73	.075	0	4.7
Infarto agudo Miocardio	26	14.21	.970	.000	0	8.0
Otras enfs. del corazón	70	14.06	1.47	.070	0	6.55
Enfs. Cerebrovasculares	60	14.44	1.188	.027	0	8.9
Otras pats. Vasculares	158	14.21	.813	.548	0	4.62
Enfs. resp. vías sup.	101	14.0	.985	.000	0	3.10
Neumonía y bronquitis	140	15.37	1.379	.048	0	5.09
Enfermedad crónica de amígdalas y adenoides	34	5.0	.170	1.057	0	1.67
Otras enf. Respiratorias	41	14.66	1.041	.523	0	10.8
Ulcera péptica	14	15	1.78	.625	0	4.21
Padecimientos Gastrointestinales	37	15.84	1.938	.107	0	4.7
Apendicitis	108	13.58	.350	1.027	0	4.85
Hernias cavidad abdominal	203	14	.482	1.13	0	2.75
Colecistitis y cálculos	161	16.0	1.642	1.046	0	4.59
Otros pads. Gastrointestinales	214	16.57	1.842	.323	0	6.06
Enfs. Del aparato Genitourinarios	156	15.44	1.76	.887	0	5.49
Pads. De órganos genitales femeninos	279	14.51	.252	.968	0	2.33
Enfermedades de la piel y tejido celular subcutaneo	102	15.09	.895	.563	0	2.96
Enfs. Del sistema osteomuscular y tejido conjuntivo	286	13.0	.884	.617	0	3.92
Anomalías Congénitas	36	13.0	.830	.865	0	2.66
Fracturas	204	13.14	1.358	.721	0	8.93
Otros traumatismos	58	13.38	.801	.571	0	12.37
Todas las demás	1308	13.0	.704	.479	0	3.41
Enfs. Mentales	50	13.0	.677	.024	0	4.58
TOTAL	**5,044**					

NUEVO MODELO DE EVALUACIÓN DE LA UTILIZACIÓN DEL RECURSO EN LA ATENCIÓN MÉDICA

OBSTETRICIA	TOTAL DE PACS.	LABORA-TORIO	RAYOS X	QUIRO-FANO	EXPUL SION PARTOS	DIAS PACIENTE
Complicaciones del embarazo	701	3.92	.072	.923	1.3	2.69
Abortos	415	5.0	.000	.871	0.8	1.2
Partos	4,262	4.0	.091	.058	1	1.32
TOTAL	**5,378**					
TOTAL	**12,389**					

CAPÍTULO VII
ESTIMACIÓN DE LAS CAPACIDADES DE LOS DEPARTAMENTOS MÉDICOS PARA EL MODELO DE PROGRAMACIÓN LINEAL

Para poder integrar el modelo de Programación Lineal, se requieren las capacidades de los departamentos médicos, que son como se dijo, las restricciones y/o limitantes del modelo y son dadas por las políticas del hospital para el aprovechamiento del equipo y del personal, según dichas directrices del hospital.

En este capítulo se muestra la capacidad de los departamentos para efecto del modelo matemático y presentar el resultado de la función objetivo, maximizando el número de pacientes por grupo de diagnóstico; posteriormente se presentará el resultado de las capacidades comparándolas contra lo real, con el fin de examinar la productividad y/o rendimiento de cada departamento y la forma como puede coadyuvar en la determinación de los costos unitarios de cada actividad por departamento.

Cinco departamentos son tratados como restricciones potenciales en el modelo de producción del hospital. Esos cinco departamentos son distinguidos de otros, por los servicios que producen directamente relacionados al rendimiento del hospital, más importantes y difíciles de hacer crecer en el corto plazo.

La mayoría de los departamentos son caracterizados por la existencia de equipo o recursos humanos; recurso cama en el hospital, laboratorio por una variedad de equipo, radiología por aparatos de rayos x y salas de partos y salas de operaciones por salas.

Dadas algunas políticas acerca del número de horas por mes, esos recursos pueden ser usados y determinados en algunos casos por la forma de trabajo del médico, personal de enfermería y técnico, rendimiento que es claramente limitado.

El rendimiento de los departamentos médicos puede fácilmente ser modificado al grado de las capacidades de enfermería, laboratorio, radiología, salas de partos y salas de operaciones que sean requeridos.

Las capacidades de los cinco departamentos mencionados son estimadas, aunque existe complejidad, porque la capacidad de ellos puede depender de un número de factores como son:

1. Cantidad y tipo de equipo utilizado o aprovechado

2. Cantidad y tipo de personal utilizado o aprovechado.

3. Calidad de organización del personal y del equipo.

4. El proceso de producción empleado para producir los diferentes tipos de servicios que hacen el rendimiento.

5. La combinación de servicios demandados.

6. El nivel y variación de la demanda.

7. El standard mínimo de calidad aceptada.

Tres estimaciones se hacen de la capacidad de cada departamento basadas en el equipo, recursos y personal de los departamentos y las políticas del hospital.

Esas tres estimaciones se denominan como: FÍSICA, INSTITUCIONAL Y EXPERIMENTADA.

Para determinarlas debemos de considerar que se obtienen a partir de utilizar INSTRUMENTO Y ACTIVIDAD, y en la manera en que se respete el STANDARD de cada departamento y cada unidad médica, el resultado será más objetivo como se verá en el momento de la explicación de definir las capacidades de cada departamento.

CAPACIDAD FÍSICA

Es aquella en el que el nivel de rendimiento, que se puede producir en un departamento determinado considerando que su equipo y recurso fueran usados 24 horas por día, los 365 días del año. Dotación fija (completa) de áreas o recursos en la unidad médica, ejemplo: quirófanos, salas de expulsión, como áreas físicas, equipos de rayos X y/o de laboratorio como recursos.

CAPACIDAD INSTITUCIONAL

Es aquella en que el nivel de rendimiento que se puede producir por un departamento determinado se obtiene, considerando las políticas del hospital en el equipamiento (recursos, equipo, personal), o agrupamiento del departamento. Áreas en funcionamiento.

Esta estimación supone que los estándares de productividad son utilizados y que las políticas de equipamiento son específicas para obtener un nivel de rendimiento que puede ser determinado, como es el caso de número de horas-médico necesarias para cubrir un "x" servicio. Aunque algunos datos obtenidos en el reporte de la producción del hospital se pueden comparar en lo actual, contra lo posible de realizar (potencial), lo cual se puede utilizar como una primera aproximación de estándares de productividad. Ésta capacidad es la que se utiliza como limitante o restricción en el modelo por ser la más objetiva. Reiterando; se puede definir como la producción potencial por disponer de dotación, especialmente recurso humano.

CAPACIDAD EXPERIMENTADA

Es aquella en el que el nivel de rendimiento que se produjera por un departamento, con el supuesto de que el nivel de rendimiento producido durante el mes con mayor cantidad de servicios en el año, pudiera ser realizado en todos los meses del año. Ésta estimación acepta que los factores de demanda en algunos departamentos varían en algunas horas del día y cada día de la semana y esas variaciones serían las mismas todos los meses. Por lo tanto la mezcla de servicios demandados durante el mes con mayores cantidades de servicios, pudiera agrandarse durante todos los meses del año.

HOSPITALIZACIÓN

I. CAPACIDAD DE TRATAMIENTO POR PACIENTES HOSPITALIZADOS

La capacidad física de un hospital para proporcionar cuidados y atención a los pacientes hospitalizados está determinada por el número de camas (recurso cama censable).

El hospital en estudio tiene 189 camas censables, las cuales se encuentran equipadas y distribuidas como se encuentra en el cuadro 3 (capacidad institucional).

El número de días-pacientes aprovechable durante el año se puede determinar multiplicando el número de camas por 365 días del año. Y se observa cómo la necesidad o requerimiento de cuidados de enfermería para la atención a pacientes.

Capacidad física: 200 camas, máximo número posible de camas para lo que fue construido el hospital; 200 camas x 365 días del año = 73,000 días-cama.

La capacidad institucional para otorgar atención, está determinada por la política en el mínimo aceptable de cuidados de enfermería aprovechable para utilizarse. El personal de enfermería requerido dentro del estudio del hospital es planeado como un estándar mínimo aceptable de cuidados de enfermería, como un complemento ideal por cama de hospital ocupada por paciente.

TABLA 3
CAPACIDAD DE DÍAS- PACIENTE
CAPACIDAD FÍSICA: 200 CAMAS X 365 DIAS/AÑO = 73,000

Pediatría 51 camas x 365 = 18,615

Medicina – Cirugía   99 camas x 365 = 36,135

Gineco-obstetricia   50 camas x 365 = 18,250
                            200   73,000

CAPACIDAD EXPERIMENTADA: MES DE MÁS DÍAS-PA-
CIENTE POR SERVICIO

Pediatría	Agosto	999×12	=	11,998
Medicina Interna	Enero	1469×12	=	17,628
Cirugía	Noviembre	1346×12	=	16,632
Gineco Obstetricia	Marzo	$\underline{1077} \times 12$	=	$\underline{12,924}$
		4931		59,172

CAPACIDAD INSTITUCIONAL:

SERVICIO	CAMAS CENSABLES			DÍAS-PACIENTE
Pediatría	51	x	365	18,615
Medicina Interna	43	x	365	
Cirugía	46	x	365	32,485
Ginecoobstetricia	$\underline{49}$	x	365	$\underline{17,885}$
	189			69,985

CANTIDAD REAL POR SERVICIO EN EL AÑO ANALIZADO

Pediatría	9,649	días-paciente
Medicina-Cirugía	25,325	
Gineco-obstetricia	$\underline{10,539}$	
	45,513	

LABORATORIO DE ANÁLISIS CLÍNICOS

II. CAPACIDAD DE LABORATORIO

La capacidad física de un hospital para la realización de pruebas de laboratorio no es directamente proporcional al tipo de equipo, ya que se emplea una gran variedad de materiales; desde lo muy especializado hasta otros exámenes hechos a mano, quedando entre estos extremos un gran número de pruebas que pueden ser efectuadas usando diferentes procesos y empleando diferentes combinaciones de materiales.

Es más difícil determinar la capacidad de un laboratorio, donde el rendimiento es una función de un número de factores, que un departamento en donde el rendimiento depende primordialmente de un simple tipo de recursos físicos, tales como camas o salas de operaciones.

La medida de rendimiento utilizado para el laboratorio (pruebas o exámenes de laboratorio) es una medida para determinar la capacidad del laboratorio.

La capacidad física se estimará extrapolando las capacidades institucional y experimentada.

La capacidad experimentada está basada en el supuesto de que el laboratorio tiene suficiente equipo, recursos y personal para mantener el nivel de rendimiento producido durante el mayor mes en que se elaboran exámenes, que fue Junio, resultando 23,879 x 12 meses = 286,548 exámenes que pudieron haberse efectuado durante el año.

La capacidad institucional de un hospital para realizar pruebas de laboratorio está determinada por la política en el número de horas por semana del equipo de laboratorio. Durante el año estudiado, el equipo estuvo completo en cuanto a personal de 7 a 15 horas, de lunes a viernes y por las noches, sábado, domingo y días festivos, con un seis por ciento de equipo por 15 horas por turno, trabajando las emergencias.

El patrón manejado fue equivalente a 3,455 horas de equipo, comparado a 8,760 horas del año, lo que corresponde a un **39.44%** (standard) de horas posible de trabajar.

Estimando que el laboratorio hubiera trabajado con este equipo 24 horas por 365 días, darían un total de 726,541 exámenes (726,541) = 286,548 / .3944, lo cual pudiera haberse producido y se manejaría como límite bajo o mínimo para estimar la capacidad física, (se presume que el hospital está equipado y conformado de una manera similar a otros hospitales de tamaño y tipo y que produce una combinación comparable de calidad en los exámenes de laboratorio).

Durante el estudio, el personal del laboratorio trabajo aproximadamente 71,997 horas y realizó un total de 286,548 exámenes, dando un rendimiento de 3,98 exámenes por hora-hombre (actual) 4.20 ex./hora/hombre. (The hospital administrative service)(E.U.A.).

Standard, 71,997 horas x **4.20** = 302,387 exámenes.

Extrapolando esa estimación a la capacidad institucional y una segunda estimación de la capacidad física del estudio, se asume que trabajando 24 horas x 365 días = 302,387 / 0.3944 = 766,702.

Capacidad Experimentada: 286,548
Capacidad Institucional: 302,387
Capacidad Física: 766,702

Los puntos medios de las dos últimas estimaciones se manejan como las estimaciones más próximas de capacidad institucional y física.

Durante el año, **45.72% (Standard)** fueron pacientes externos.

Para determinar en número de exámenes realizados a pacientes hospitalizados se restará lo estimado en cada capacidad, quedando las siguientes estimaciones finales por capacidad de laboratorio:

Capacidad Experimentada:	148,299
Capacidad Institucional:	164,138
Capacidad Física	416,165

TABLA 4
CAPACIDADES DE LABORATORIO

CAPACIDAD EXPERIMENTADA: Máxima cantidad en el mes de Junio 23,879 exámenes

$23,879 \times 12 = 286,548$

CAPACIDAD INSTITUCIONAL:

Lunes a Viernes	Equipo	x	No. Horas = equipo	Equivalente hrs. Equipo completo	x	No. días	=	Total Horas
Mañana	completo		8	8		250		2,000
Tarde	¼		8	2		250		500
Noche	1/6		11	1.83		365		668
Sábado	1/6		15	2.5		50		125
Domingo	1/6		15	2.5		49		122
Días festivos	1/6		15	2.5		16		40
								3,455

Horas equivalente de equipo completo 3,455 (**39.44%**) (**Standard**) de 8,760 horas al año.

286,548 / .3944 = 726,541 exámenes   3.98 exámenes por hora hombre lo actual

286,548 exámenes / 3.98 ex/hr. = 71,997 hrs. Trabajadas y realizando 242,736 exámenes.

Rendimiento de **3,98** exámenes por hora/hombre

Estándar **4.20** exs./hora/hombre

71,977 hrs. X 4.20 = 302,387 exámenes

302,287 / .3944 = 766,702 exámenes

CAPACIDAD EXPERIMENTADA: 286,548 EXAMENES

CAPACIDAD INSTITUCIONAL: 302,387

CAPACIDAD FISICA: 766,702

138,249 (**Standard**) DE LOS 242,736 EXAMENES SE REALIZARON A PACIENTES EXTERNOS.

CAPACIDAD EXPERIMENTADA: 148,299

CAPACIDAD INSTITUCIONAL: 164,138

CAPACIDAD FÍSICA: 628,453

RADIODIAGNÓSTICO

III. CAPACIDAD DE RADIODIAGNÓSTICO

La capacidad física para realizar estudios de Rayos X puede determinarse por el número de máquinas o equipos de rayos x para diagnóstico.

En la presente investigación el hospital tiene 3 máquinas de rayos x para trabajo de diagnóstico en general.

Para el estudio se pueden considerar los equipos como intercambiables y se puede limitar el número de estudios de rayos x producidos por cada tipo. Se planea estimar un promedio de **2.5 procedimientos diagnósticos por hora por sala o equipo**. (**Standard**)

Basado en lo anterior y en el supuesto de que las salas fueran utilizadas las 24 horas del día por 365 días del año, daría un total de 65,700 procedimientos = (365 x 24 x 3 salas x 2.5 est/hora) que se pudieran realizar.

Se considera un equipo portátil con un promedio de **2.5 horas de uso para cada estudio** (**Standard**) y 2 procedimientos. (7008 = 365 x 24 x 2 proc. / 2.5 horas).

La capacidad física del departamento de radiodiagnóstico es de 72,708 (72,708 = 65,700 + 7,008) estudios de rayos x.

La capacidad institucional es determinada por la política en el número de horas por semana del equipo humano del departamento. El equipo humano se encuentra completo de lunes a viernes de 7 a 15 horas y de 14 a 22 horas, cubriendo las 3 salas y por las noches, sábados y domingos una sala se cubre, por lo que el departamento estuvo cubierto en 17,740 horas de sala, aprovechables para estudios, basado en el promedio de 2.5 proc. por sala por hora en el departamento y 2 proc. o estudios por 2.5 horas de cirugía en estudios con portátil, con lo cual la capacidad institucional del departamento fue de 51,358 estudios.

17,740 hrs. X 2.5 est. X sala x hora =   44,350

8,760 hrs portátil / 2.5 hrs. =   7,008
                                               51,358

Durante el año en estudio, el personal trabajó un total de 79,500 horas y realizaron 44,563 estudios, dando un promedio de 1.78 estudios por hora hombre.

*1.09 Standard   79,500 hrs. Trabajadas por 1.09 =
86,655

Proporción de estudios en sala 26,500 hrs. / 17,740 = 0.6694

86,655 estudios x 0.6694 = 58,006 estudios

Potencial actual por sala en relación al total

26,500 hrs. / 79,500 hrs. = 0.33

58,066 / 0.333 = 174,192 posibles de haberse realizado.

La capacidad experimentada está basada en el supuesto de que el departamento tiene suficiente equipo, recursos y personal para mantener el nivel de rendimiento producido durante el mes en que mayor número de estudios se efectuaron, el cual fue JULIO, con 4,171 estudios multiplicado x 12 meses = 50,052 estudios.

CAPACIDAD EXPERIMENTADA: 50,052
CAPACIDAD INSTITUCIONAL: 51,358
CAPACIDAD FISICA: 72,708 A 174,192 (123,450)

39,033 (**Standard**) estudios de los 44,563 realizados en el año fueron a pacientes externos (87.59%), por lo que para determinar el número de estudios aprovechables a pacientes hospitalizados, se requiere restar los 39,033 de las cantidades estimadas, dando las siguientes capacidades estimadas para el departamento:

CAPACIDAD EXPERIMENTADA: 11,019
CAPACIDAD INSTITUCIONAL: 12,325
CAPACIDAD FISICA: 84,417

*Parámetro de E.U.A: Servicios Administrativos de Hospitales (HAS), programa de la Asociación Americana de Hospitales y manejado en los hospitales del Norte de Estados Unidos de Norteamérica.

TABLA 5
CAPACIDADES DE RADIODIAGNÓSTICO

3 máquinas de rayos x

Promedio estimado de procedimientos Diagnósticos en la planeación de hospitales es de 2.5 estudios por hora.

365 días /año x 24 horas x 3 salas x 2.5 est./hr. = 65,700 procedimientos

1 equipo portátil por 2.5 hrs. De uso para cada estudio y 2 proc. de operación

365 días / año x 24 hrs. x 2 proc. / 25 hrs = 7008

65,700 + 7008 = 72,708

Lunes a Viernes	No. Eq. Rayos X	x	Horas equipo x sala	x	No. días	=	Horas totales de salas de rayos X
Mañana	3		8		250		6,000
Tarde	3		8		250		6,000
Noche	1		11		365		4,015
Sábado	1		15		50		750
Domingo	1		15		49		735
Días festivos	1		15		16		240
							17,740
Portátil	1		24		365		8,760

17,740 hrs. x 2.5 proc. x sala x hora =   44,350
8,760 hrs. portátil / 2.5 hrs. =   7,008
                           51,358 procedimientos

17,740 + 8,760 = 25,500 x 3 salas = 79,500 hrs. trabajadas

79,500 / 44,563 estudios x año = 1.78 est./hora/hombre

1.09 Standard

     79,500 x 1.09 = 86,655 estudios.

Proporción de estudios en salas:
     17,740 / 26,500 = 0.6694
     86,655 x 0.6694 = 58,006 estudios

Potencial actual por sala en relación al total
     26,500 hrs. / 79,500 hrs. = 0.333
     58,006 / 0.33 = 174,192

Capacidad experimentada en el mes de Julio 4,171 estudios

4,171 x 12 meses = 50,052 estudios

CAPACIDAD EXPERIMENTADA: 50,052
CAPACIDAD INSTITUCIONAL: 51,358
CAPACIDAD FÍSICA: 72,708   A   174,192
(123,450)
39,033 estudios de los 44,563 realizados en el año, fueron pacientes externos

CAPACIDAD EXPERIMENTADA: 11,019
CAPACIDAD INSTITUCIONAL: 12,325
CAPACIDAD FÍSICA: 84,417

SALAS DE OPERACIONES

IV. CAPACIDAD DEL DEPARTAMENTO QUIRÚRGICO.

La capacidad física es determinada por el número de salas de operaciones (5), las cuales si fueran utilizadas las 24 horas del día los 365 días del año, daría un total de 43,800 horas de salas de operaciones aprovechables para realizar cirugías.

Los reportes de cirugía muestran que se realizaron en el año 6,415 cirugías, requiriendo 7,377 horas de salas de operaciones. La estadística de horas de salas de operaciones está definida con el tiempo que actualmente se requiere para realizar procedimientos quirúrgicos.

Supervisando tiempos y movimientos de diversas cirugías, se concluyó que el tiempo promedio requerido por cirugía fue de 1 hora 15 minutos; y 30 minutos para el traslado de paciente a quirófano y/o administrar anestesia, así como

45 minutos para limpieza del quirófano para el siguiente paciente.

Por lo tanto; se estima que las 7,377 hrs. de cirugía utilizadas durante el estudio, consumieron un total de 14,754 horas de salas de operación (14,754 = 7,377 + 1.15 (6,415).

En forma general, solamente el **50% del tiempo quirúrgico es aprovechable para cirugía (Standard).** Por lo tanto, de las 43,800 horas de salas de operación aprovechables, solamente 21,900 horas podrían actualmente ser utilizadas para cirugía.

La capacidad institucional del hospital es determinada por la política en el número de horas por semana del equipo humano de sala de operaciones, lo cual usualmente depende del tiempo de los médicos y del equipo quirúrgico para la ayuda de cirugía.

De lunes a viernes se manejan los 5 quirófanos, con horario de 7:30 a 14:30 y equipo humano completo, en turno vespertino 3 quirófanos y con horario de 14:00 a 20:30 horas, y por las noches, sábados, domingos y días festivos un quirófano para emergencias; teniendo un total de 19,365 horas totales de salas de operaciones de las cuales 9,682 horas (50%) podrían haberse utilizado para la realización de cirugía. (Cuadro de capacidad institucional)

La capacidad experimentada del departamento, está basada en el supuesto de que se cuenta con el equipo, recurso y personal para mantener el rendimiento producido en el mes de Agosto con 637 cirugías, mes con mayor cantidad de cirugías y que hubieran podido realizarse cada mes de todo el año.

$$637 \times 1.15 = 732.5 \quad 12 = 8,790 \text{ hrs.}$$

TABLA 6
CAPACIDADES DE QUIRÓFANOS
CAPACIDAD FÍSICA:

5 quirófanos, 24 horas x día x 365 días del año x 5 quirófanos = 43,800 hrs

Cirugías realizadas en el año: 6,414 cirugías, requiriendo 7,377 horas de salas de operaciones.

7,377 horas consumieron 14,754 horas (14,754 = 7,377 + 1/15 (6,415)

En forma general el 50% del tiempo quirúrgico aprovechable puede ser utilizado para cirugía.

1.15 hrs: tiempo promedio de cirugía

0.45 hrs: Limpieza de quirófano

0.30 hrs: Traslado del paciente a quirófano y/o administrar anestesia.

CAPACIDAD INSTITUCIONAL: 50%   de   43,800 horas = 21,900 horas.

Lunes a Viernes	No. salas	x	Horas por salas	X	No. días	=	Horas totales de salas de operación
Mañana	5		7		250		8,750
Tarde	3		6.5		250		4,875
Noche	1		11		365		4,015
Sábado	1		15		50		750
Domingo	1		15		49		735
Días festivos	1		15		16		240
							19,365

Total de horas aprovechables de salas de operaciones:
$19,365 \times 0.50 = 9,682$

CAPACIDAD EXPERIMENTADA: Agosto, mes de mayor cirugías en el año; 637

$637 \times 1.15 = 732.5$ hrs. $\times 12 = 8,790$ horas

CAPACIDAD EXPERIMENTADA: 8,790
CAPACIDAD INSTITUCIONAL: 9,682
CAPACIDAD FÍSICA: 21,900

SALAS DE PARTOS

V. CAPACIDAD DEL DEPARTAMENTO OBSTÉTRICO

La capacidad física del hospital para atender partos es determinada por el número de salas de partos.

El hospital en estudio tiene 2 salas de partos, las cuales son intercambiables para todos los partos y legrados uterinos instrumentados. Si las 2 salas fueran utilizadas las 24 horas por 365 días del año, sería igual a 17,520 horas de salas de partos, tiempo que pudiera utilizarse. Analizando el funcionamiento de las salas se concluye que se utiliza una **hora por parto y 30 minutos para limpieza de la sala y para proporcionar a la siguiente paciente (Standard)**, por lo anterior, se podría atender 11,680 partos en un año, (11,680 = 17,520 /1.5).

Durante el año, el personal de salas de partos trabajó un total de 17,520 horas y se atendieron 4,262 partos.

La capacidad experimentad para producir partos está basada en el supuesto, que se tiene el suficiente equipo, recursos y personal para mantener el nivel de rendimiento producido durante el mes de Julio, que fue el de mayor cantidad de partos: 362 x 12 = 4,344.

TABLA 7
CAPACIDADES DE SALAS DE PARTOS
CAPACIDAD FÍSICA:

2 Salas de partos por 24 horas/día x 365 días del año = 17,520 horas de salas de partos.

1 hora por parto y 30 minutos para limpieza de sala, y prepararla para el siguiente paciente.

11,680 partos pudieran haberse atendido en año 11,680 = 17,520 hrs / 1.5

CAPACIDAD INSTITUCIONAL:

Lunes a Viernes	No. De salas	x	Horas por sala	X	No. de días	=	Horas totales de salas de partos
Mañana	2		6.5		250		3,250
Tarde	2		6.5		250		3,250
Noche	2		11		365		8,030
Sábado	2		13		50		1,300
Domingo	2		13		49		1,274
Días festivos	2		13		16		416
							17,520

17,520 hrs. del personal trabajando entre 1.5 horas por parto = 11,680 igual a capacidad física, ya que se dispone al 100% de esa capacidad.

Punto a resaltar, capacidad física igual a capacidad institucional, donde no es posible mayor crecimiento. Así mismo, aclarar que en esta área no solo se atienden partos, también se utiliza para realizar legrados y otros procedimientos obstétricos y ginecológicos.

CAPACIDAD EXPERIMENTADA: 4,344
CAPACIDAD INSTITUCIONAL: 11,680
CAPACIDAD FÍSICA: 11,680

TABLA 8
CAPACIDAD DE LOS DEPARTAMENTOS
MÉDICOS SELECCIONADOS

DEPARTAMENTO	SERVICIOS RECIBIDOS	CAPACIDAD INSTITUCIONAL
Pediatría	Días-paciente	18,615
Medicina-cirugía	Días-paciente	32,485
Gineco-obstetricia	Días-paciente	17,885
		68,985
Laboratorio	Exámenes	164,138
Radiodiagnóstico	Estudios	12,325
Salas de partos	Partos y procedimientos aplicables a la sala	11,680
Salas de operaciones	Cirugías	9,682

La estructura del modelo de programación lineal especificado, y las fases del problema de producción en el estudio del hospital, se presentan en la siguiente figura:

FIGURA 2
MODELO DE PROGRAMACIÓN LINEAL PARA LA PRODUCCIÓN DEL HOSPITAL

MAXIMIZAR

$P = X1 +$ $\qquad$ $+ X48$

Sujeto a

a1 , 1x1 + ...a1, 14x14 $\qquad$ $\leq c1$

a2 , 15x15 + ...a2, 20x20 $\qquad$ $\leq c2$

a3 , 25x25 + ...a3, 30x30 $\qquad$ $\leq c3$

a4 , 35x35 + ...a4, 40x40 $\qquad$ $\leq c4$

a5 , 45x45 + ...a5, 48x48 $\qquad$ $\leq c5$

xj* $\qquad$ $\geq$

$\leq$ xj**

x48 $\geq$ x48*

x48 $\leq$ x48**

(Donde i = servicio médico 1 a 5 y j = diagnóstico 1 a 48)

p = número total de pacientes tratados durante el año

aij = cantidad de servicios médicos (i), requeridos por pacientes tratados con determinado diagnóstico (j)

c_i = máximo número de unidades de servicio médico (i), que pueden producirse durante el año

x_j = número de pacientes en cada categoría de diagnóstico (j), tratados durante el año.

x_j^* = número de pacientes en cada categoría de diagnóstico que fueron tratados durante el año.

x_j^{**} = máximo número de pacientes en cada categoría que puede ser tratados durante el año.

NOTA: Servicios médicos:

1. Son pruebas de laboratorio

2. Son estudios de rayos X

3. Cirugías – salas de operaciones

4. Son partos

5. Son días – paciente

Categoría de diagnósticos: 1 a 13 son pediátricos

14 a 45 son médico – quirúrgicos

46 a 48 gineco – obstétricos

La solución se obtiene, utilizando el programa LP (lineal programming) que se maneja en una computadora normal, con dirección en internet: JSimplex resolver problemas de programación lineal.

RESULTADO: Función-objetivo, resultado **óptimo** de días paciente por cada diagnóstico, que dividido por el número promedio de días paciente de cada grupo da el número **óptimo** de pacientes tratados por grupo de diagnóstico. Maximización.

CAPÍTULO VIII
RESULTADOS DEL MODELO DE PROGRAMACIÓN LINEAL

La función objetivo resultante, es maximizar el número total de pacientes tratados (la suma del número de pacientes en cada una de las 48 categorías de diagnóstico), con igual valor otorgado a cada categoría.

La proporción del rendimiento actual a óptimo, indica una simple medida de la eficiencia del hospital.

En el presente Modelo exclusivamente se utiliza la capacidad institucional.

Procesada la información obtenida, el resultado es el siguiente:

TABLA 9
NÚMERO DE PACIENTES TRATADOS Y ÓPTIMO POR DIAGNÓSTICO

DIAGNÓSTICOS	TOTAL DE PACS.	ÓPTIMO
PEDIATRIA		
Procesos infecciosos	238	271
Trastornos del ojo y anexos	41	229
Patologías del oído	6	269
Enfermedades respiratorias vías sup.	47	230
Neumonías y bronquitis	252	224
Enfermedad crónica de amígdalas y adenoides	216	218

Apéndices	57	273
Hernia de cavidad abdominal	39	227
Otras enfermedades gastrointestinales	2	282
Enfermedades del ap. Genitourinario	23	272
Fracturas	102	228
Otros traumatismos	85	229
Otras enfermedades	859	267
TOTAL	**1,967**	**3,219**
DIAGNÓSTICOS	**TOTAL DE PACS.**	**ÓPTIMO**
MEDICOQUIRÚRGICOS		
Proc. Infecciosos	132	271
Tumores malignos	144	268
Otras neoplasias	281	221
Diabetes mellitus	208	264
Enfs. De la sangre y órganos hematopoyéticos	61	272
Enfs. del sist. Nervioso	55	267
Trastornos del ojo	237	217
Patologías del oído	10	231
Hipertensión arterial	70	229
Infarto agudo Miocardio	26	260
Otras enfermedades del corazón	70	265
Enfermedades Cerebrovasculares	60	282

Otras pats. Vasculares	158	277
Enfs. resp. vías sup.	101	228
Neumonía y bronquitis	140	274
Enfermedad crónica de amígdalas y adenoides	34	229
Otras enfermedades Respiratorias	41	273
Ulcera péptica	14	286
Padecimientos Gastrointestinales	37	279
Apendicitis	108	279
Hernias cavidad abdominal	203	224
Colecistitis y cálculos	161	328
Otros padecimientos Gastrointestinales	214	266
Enfermedades del aparato Genitourinarios	156	270
Pads. de órganos genitales femeninos	279	219
Enfermedades de la piel y tejido celular subcutáneo	102	227
Enfs. Del sistema osteomuscular y tejido conjuntivo	286	224
Anomalías Congénitas	36	229
Fracturas	204	255
Otros traumatismos	58	287
Todas las demás	1308	193
Enfs. Mentales	50	331
TOTAL	**5,044**	**8,223**

OBSTETRICIA	TOTAL DE PACIENTES.	ÓPTIMO
Complicaciones del embarazo	701	1,193
Abortos	415	707
Partos	4,272	7,276
TOTAL	**5,378**	**9,176**
TOTAL	**12,389**	**20,618**

TABLA 10
COMPARATIVO DE PACIENTES ENTRE LO
ACTUAL Y ÓPTIMO

TIPO DE PACIENTE	NUMERO ACTUAL	NUMERO ÓPTIMO	PORCENTAJE ACTUAL DEL ÓPTIMO
PEDIÁTRICO	1,967	3,219	61%
MEDICO-QUIRÚRGICO	5,044	8,223	61.3%
OBSTETRICO	5,378	9,176	58.6%
TOTAL	12,389	20,618	60%

TABLA 11
COMPARATIVO DE DIAS-PACIENTES ENTRE LO
ACTUAL Y ÓPTIMO

DEPARTAMENTO MÉDICO	ACTUAL DIAS-PAC	OPTIMO DIAS-PAC	PORCENTAJE ACTUAL DEL ÓPTIMO
PEDIÁTRICO	7,626	13,355	57%
MEDICO-QUIRÚRGICO	22,215	43,893	50.6%
OBSTETRICO	8,009	13,661	58.6%
TOTAL	37,851	70,909	53%

TABLA 12
COMPARATIVO DE SERVICIOS ENTRE LO
ACTUAL Y ÓPTIMO

DEPARTAMENTO MÉDICO	ACTUAL	OPTIMO	PORCENTAJE ACTUAL DEL ÓPTIMO
LABORATORIO	108,292	177,440	61%
RAYOS X	6,022	10,695	56%
QUIROFANO	5,018	6,889	72%
SALA DE PARTOS	5,505	9,393	58.6%

TABLA 13
PROMEDIO DE DÍAS-ESTANCIA POR SERVICIO

DEPARTAMENTO MÉDICO	ACTUAL
PEDIATRICO	3.88
MÉDICO-QUIRÚRGICO	4.4
OBSTÉTRICO	1.48
GLOBAL	3.28

TABLA 14
PADECIMIENTOS DE MAYOR FRECUENCIA POR SERVICIO

DEPARTAMENTO	TOTAL DE PACIENTES	LABORATORIO prom	total exs lab actual	PROM DIAS ESTANCIA	TOTAL DIAS-PACIENTE	RAYOS X	Total rx actual	QUIROFANO	Total cirugias actual	PARTOS	Total partos y otros
PEDIATRIA											
Procesos infecc	238	10.4	2475.2	5.2	1237.6	0.478	113.76	0	0		
Neumonia y bro	252	7.67	1932.84	3.58	902.16	0.841	211.93	0	0		
Hipertrofia de amigdalas y adenoides	216	3	648 0	1.74	375.84	0.009	1.9	0.98	211.68		
Fracturas	102	6.6	673.2	4.03	411.06	0.764	78	0.62	63.24		
Otras enfermed	859	9.34	8023.06	4.04	3470.36	0.611	524.85	0.409	351.33		
TOTAL	1667	6.99	13752.3	3.84	6397.0	0.56	930.45	0.38	626.25		
	84.70%		87.96%		83.88%		91.31%		77.03%		
	1967		15,635		7626		1019		813		
MEDICOQUIRURGICOS											
Otras neoplas	281	14.39	4043.59	2.95	828.95	0.463	130.10	1.003	130.49	Diabetes	208
Patologias de	237	13	3081	1.68	398.16	0.299	70.86	0.972	68.88	Hernias cav abdomina	203
Pads genitale	279	14.5	4045.5	2.33	650.07	0.252	70.31	0.968	68.06	Otros pad gastro	214
Musculo esqu	286	13	3718	3.92	1121.12	0.884	252.82	0.617	155.99	Fracturas	204
Otras enferm	1308	13	17004	3.41	4460.28	0.704	920.83	0.479	441.08		829
TOTAL	2391	6.32	31892.09	3.12	7458.58	0.604	1444.93	0.36	864.50		
	47.40%		45.05%		33.57%		31.66%		29.32%		
	5044		70786		22215		4564		2949		
OBSTETRICIA											
Complicaciones del	701	3.92	2747.92	2.69	1885.69	0.072	50	0.923	647.02	1.3	911.30
Abortos	415	5	2075	1.2	498	0	0	0.871	361.47	0.8	332.00
Partos	4262	4	17048	1.32	5625.84	0.091	387.84	0.058	247.20	1	4262.00
	79.25%		77.95%		70.24%		88.55%		19.69%		77.42%
TOTAL	5378	4.07	21870.92	1.49	8009.53	0.08	438	0.23	1255.68		5505.30
	PACIENTES		LABORATORI		DIAS-PAC		RAYOS X		QUIROFANO		PARTOS
TOTALES	12389		108,292		37,851		6,022		5018		5505

El resultado es que el hospital trató 12,389 pacientes, mientras que la solución óptima arrojó 20,618 pacientes que podrían haber sido atendidos.

El hospital operó a un 60% de la eficiencia óptima.

Algunos diagnósticos actuales exceden a lo óptimo, (2 pediátricos y 5 médico quirúrgicos) por lo que hay que poner mayor atención en estos para su solución, no solo en el aspecto cama hospitalaria, sino en los servicios que ellos requieren, mientras que otros muchos (la mayoría), se puede redistribuir recursos para la atención de los que sobrepasan, es decir; cuidar la atención de los diagnósticos que están con éstas características, y si se suman algunos de mayor frecuencia y que están por debajo del óptimo, presentan porcentajes altos del total, como se puede apreciar en la tabla 14.

En lo que respecta a hospitalización, días-paciente a un 53% de lo óptimo y a un 55% de ocupación global, porcentajes muy similares, pero muy bajos para ser considerado adecuado.

Si se suman los 5 más altos de Pediatría, 9 Médico-quirúrgicos y los 3 de Obstetricia, en total suman 17 patologías; que corresponden a un 35% del total, sumando 10,265 pacientes de los 12,389, correspondiendo a un 83% del total de pacientes; 17 patologías en las cuales se puede poner la atención en hospitalización, así como los demás servicios médicos y dirigir los recursos para su atención, por ser los dominantes. Tabla 14.

Por otra parte, el peso de las denominadas otras enfermedades en los pediátricos (859), otras enfermedades en los médico-quirúrgicos (1,308) y los partos (4,262), suman 6,429, que hacen el 51.8% del total de pacientes atendidos; por lo debe de valorarse o considerarse para futuro el desglose de qué enfermedades y en qué cantidades, se conforman en las dos primeras.

Los 5 padecimientos pediátricos de mayor número consumen el 84% de los servicios del total de pediátricos; los 5 padecimientos médico-quirúrgicos de mayor numero, consumen el 37% de los servicios del total de médico-quirúrgicos y si se le añaden 4 más, como la Diabetes Mellitus, hernias, padecimientos gastrointestinales y fracturas, consumen el 63% del total de servicios de los médico-quirúrgicos; mientras que en obstetricia sólo los partos consumen el 78.68% de los servicios de los obstétricos, a excepción de quirófano que consume el 19.69%. Como consecuencia lógica todos los servicios en general están holgados.

Normalmente, el hospital tiene más pacientes adultos médico-quirúrgicos que los pediátricos, ya que el número de días estancia de los médico-quirúrgicos es más largo que los pediátricos.

El factor de cantidad de demanda de los servicios médicos se relaciona con los diagnósticos, lo cual debe ser considerado en la planeación de un hospital y con lo cual la producción del presente modelo, podría ser aplicado para lograr un eficiente balance de recursos.

El uso potencial del modelo de programación lineal como una herramienta administrativa para el administrador hospitalario, sirve para ayudarlo en una mejor distribución de los recursos existentes, o fuera de las áreas con recursos adicionales, y de emplearse, producirá grandes beneficios.

El modelo indica áreas en las cuales existen recursos que son suficientes para soportar ampliaciones o nuevos programas. Por ejemplo; la solución indica que el hospital tiene capacidad para ampliarse a pacientes externos en laboratorio y rayos X, ya que el óptimo número de pacientes hospitalizados, no consume totalmente las capacidades institucional de los departamentos o reducir los servicios, por ende, reducir su capacidad, como podrían ser camas censables en hospitalización o salas de quirófano, en cuanto a disminuir quirófano por turnos, disminuyendo su personal, con la resultante baja de costo operativo.

La observación de la práctica médica sugiere que la producción de cuidados de paciente puede ser representada por un modelo de programación lineal. El rendimiento del hospital puede ser medido contando el número de pacientes tratados, y aunque el hospital trata muchos tipos de pacientes, cada uno requiere una diferente combinación de servicios médicos, así como el rendimiento de los departamentos produce muchos y diferentes tipos de servicios, cada uno consumiendo una proporción diferente de recursos.

El tratamiento a cada tipo de paciente es visto como un proceso separado de producción, requiriendo una combinación especifica de servicios médicos.

El problema de producción del hospital a corto plazo, es determinar la mezcla óptima y volumen de pacientes a tratar, sujetos a la capacidad de los departamentos y el mínimo y máximo número de pacientes requeridos.

Aunque se debe aclarar, que parte de la capacidad debe ser reservada para emergencias durante períodos de ocupación alta. Por lo tanto, no es posible para un hospital operar al óptimo o máximo de su eficiencia, a menos que se controlara a los pacientes que esperan su ingreso al hospital.

El nivel de eficiencia resultante podría ser más significativo, si se pudiera comparar a otros hospitales similares al estudiado.

El porcentaje actual del óptimo (60%), se puede considerar como un porcentaje que opera en el límite de posibilidad inferior permitido, con posibilidad de aumentar en eficiencia; se considera como un óptimo el 80-85%.

CAPÍTULO IX

CAPACIDAD INSTITUCIONAL DE LOS DEPARTAMENTOS MÉDICOS PARA EXAMINAR LA PRODUCTIVIDAD O RENDIMIENTO DE LOS MISMOS Y SU RELACION CON COSTOS

DEPARTAMENTO	SERVICIOS RECIBIDOS	CAPACIDAD INSTITUCIONAL
Pediatría	Días-paciente	18,615
Medicina-cirugía	Días-paciente	32,485
Gineco-obstetricia	Días-paciente	17,885
		68,985
Laboratorio	Exámenes	164,138
Radiodiagnóstico	Estudios	12,325
Salas de partos	Partos y procedimientos aplicables a la sala	11,680
Salas de operaciones	Cirugías	9,682

CAPACIDAD INSTITUCIONAL

Es aquella en que el nivel de rendimiento que se pudiera producir por un departamento determinado, dadas las políticas del hospital en el equipamiento, (recursos, equipo, personal) o agrupamiento del departamento. Es lo autorizado para trabajar por la alta dirección o autoridades según sea el caso del hospital, que se refleja, o representa un costo.

Ésta estimación supone; que los recursos disponibles puedan ser utilizados y que las políticas de equipamiento son específicas para obtener un nivel de rendimiento que puede ser determinado, cómo es el caso del número de horas-médico, horas técnico, camas autorizadas y de las cuales, deriva el número de personal para atenderlas y todo lo necesario para cubrir un "x" servicio, sinónimo de gastos de operación, en donde los directivos pueden intervenir rápidamente para mejorar la eficiencia y reducir dichos gastos; entrando en la composición del dicho gasto, se tiene en promedio en las instituciones de salud; que del 50 al 80%, se destina a remuneraciones (sueldos), de ahí la importancia de tener la seguridad de una buena utilización de dichos servicios. Por lo tanto; en este capítulo, se compara lo actual contra lo posible de realizar, la producción real, contra el potencial de producción, lo cual puede utilizarse como una aproximación de estándares de productividad. Ésta capacidad, es la que se considera más objetiva por manejar estándares reales de la unidad médica que se desea evaluar.

El objetivo de este capítulo no es contribuir a desarrollar un sistema de costos en la atención médica, lo que se persigue es; que a través de apoyarse en la capacidad institucional de los departamentos de la unidad médica, (que da idea del rendimiento y productividad), auxilie para determinar o definir los costos reales, que pueden dar cantidades más objetivas que reflejen con mayor certidumbre, la realidad operativa; información más confiable, veraz y segura, útil para la toma de decisiones.

TABLA 15
RENDIMIENTO/PRODUCTIVIDAD EN PORCENTAJE, DE LAS ÁREAS DEL MODELO DEL HOSPITAL EN NÚMEROS ABSOLUTOS Y DE PACIENTES ATENDIDOS EN EL AÑO ANALIZADO. (LO REALIZADO CONTRA CAPACIDAD INSTITUCIONAL)

DEPARTAMENTO	INSTRUMENTO /ACTIVIDAD	LO REALIZADO	CAPACIDAD INSTITUCIONAL	%
Pediatría	Días-paciente	7,626	18,615	41%
Medicina-cirugía	Días-paciente	22,215	32,485	68%
Gineco-obstetricia	Días-paciente	8,009	17,885	45%
Total		37,850	68,985	**54.8%**
Laboratorio	Exámenes	108,292	164,138	66%
Radiodiagnóstico	Estudios	6,022	12,325	49%
Salas de partos	Partos y procedimientos aplicables a la sala	5,505	11,680	47%
Salas de operaciones	Cirugías	5,018	9,682	52%

CAPÍTULO X

RESULTADOS DEL MODELO PARA EXAMINAR LA PRODUCTIVIDAD O RENDIMIENTO DE LOS MISMOS Y SU RELACION CON COSTOS

Analizando los datos, se puede observar que los pacientes médico quirúrgicos tienen el porcentaje de ocupación más alto (68%) y el promedio de días estancia más elevado (4.4) con el mayor número de camas censables (89), los de ginecobstetricia con ocupación de (45%) y el promedio de días estancia más bajo (1.48) y 49 camas censables, mientras que los pediátricos con la ocupación más baja (41%) y promedio de días estancia (3.87) y 51 camas censables.

El resultado presentado refleja que los servicios prestados, es inferior a su capacidad potencial; la producción de los servicios podría aumentar con el personal actual, e incrementarse la cantidad de pacientes hospitalizados con la capacidad actual de camas y otros recursos, es decir muestra un amplio margen para reducir las ineficiencias de los servicios analizados.

El bajo porcentaje de ocupación del hospital y los bajos porcentajes por ende, de los servicios auxiliares para esos pacientes hospitalizados, hace suponer que tienen demasiadas camas para el nivel de servicios que se ofrecen, o que prestan servicios deficientes o bien, que el horario de atención es inadecuado, o que los pacientes prefieren irse a otro establecimiento de otro nivel, o debido a una mezcla de las anteriores suposiciones.

La capacidad ociosa resultante del análisis, debe verse como una fuente de recursos, que movilizados en la dirección correcta puede ofrecer soluciones importantes, en el incremento de cobertura o nuevos programas más productivos, con equidad y eficiencia.

Fija hasta qué grado; pueden reducirse (cómo en éste caso) o ampliarse los servicios. (Estudio de factibilidad de ampliaciones).

La reducción de la brecha entre lo que se hace contra lo que es posible hacer, (producción actual contra producción potencial), se convierte en un poderoso indicador de eficiencia y una prueba de la capacidad para hacer uso adecuado de los recursos.

Como Modelo facilita entender cómo funciona un organismo existente o propuesto, además, de que se puede alterar rápida, fácil y económicamente en el papel.

Con ésta información obtenida a través del modelo, se tiene el conocimiento necesario para corregir las deficiencias presentes en la organización.

Nos indica el número de pacientes que pudieran ser tratados, sin exceder las capacidades de los departamentos médicos.

En el aspecto presupuestal, su aplicación se puede asignar de acuerdo a la operación del servicio, permitiendo hacer más funcional la operación dando la oportunidad de lograr eficacia en el uso de los recursos y la capacidad, para la mejor realización de las actividades propias de la unidad médica.

Éste Modelo, constituye un esfuerzo de metodología que se plantea de cara a la estructuración de la unidad y ofrece una clara opción para disponer de sistemas de información orientados a la toma de mejores decisiones; permitiendo el acceso a datos que hasta hace unos pocos años no eran imaginables.

El reto consiste en transformar éstos datos en conocimientos útiles, para la toma de decisiones.

A continuación se presenta para comparación, un cuadro con lo realizado en el periodo, lo óptimo, y la capacidad institucional por departamento.

TABLA 16
COMPARATIVO DE LAS ÁREAS DEL MODELO DEL HOSPITAL EN NÚMEROS ABSOLUTOS, Y DE PACIENTES ATENDIDOS EN EL AÑO ANALIZADO (LO REALIZADO, ÓPTIMO Y CAP. INSTITUCIONAL)

DEPARTAMENTO	INSTRUMENTO /ACTIVIDAD	LO REALIZADO	OPTIMO	CAPACIDAD INSTITUCIONAL
Pediatría	Días-paciente	7,626	13,355	18,615
Medicina-cirugía	Días-paciente	22,215	43,893	32,485
Gineco-obstetricia	Días-paciente	8,009	13,661	17,885
Total		37,850	70,909	68,985
Laboratorio	Exámenes	108,292	177,440	164,138
Radiodiagnóstico	Estudios	6,022	10,695	12,325
Salas de partos	Partos y procedimientos aplicables a la sala	5,505	7,841	11,680
Salas de operaciones	Cirugías	5,018	6,888	9,682

Lo sobresaliente del cuadro anterior, es que el resultado óptimo en días-paciente de los pacientes médico-quirúrgicos, sobrepasa la capacidad institucional y aunque el porcentaje de lo realizado contra la capacidad institucional es de 68%, se puede deber, a que el promedio de días-estancia sube de 4.4 (lo realizado) a 5.19 (óptimo) en estos pacientes, y por lo tanto aumenta más allá de la capacidad institucional, que está basada en el promedio de días estancia de lo realizado. Parámetro de 5.19 días-estancia; es el límite máximo para un hospital general de acuerdo a estándares nacionales. Por éste aumento, en los médico-quirúrgicos también sobrepasa el total de días paciente de lo óptimo a la capacidad institucional, pero no rebasa la capacidad física que es de 73,000, requiriendo si fuera el caso, una adecuación de camas por servicio.

También en el mismo caso, están los exámenes de laboratorio, y aunque el porcentaje de lo realizado contra la capacidad institucional es de 66%, podría deberse a un exceso en el uso de los exámenes de laboratorio, ya que el 100% de los pacientes hospitalizados utilizan los exámenes de laboratorio y en promedio los médico quirúrgicos solicitan 14 exámenes por paciente, pediátricos 6.9 y obstétricos 4.3, pero si fuera necesario y justificado, igual que el anterior, se tiene el soporte de la capacidad física de laboratorio que es de 628,453.

El resto de los departamentos está dentro de los límites de la capacidad institucional.

Retomando el tema de costos unitarios de servicios hay que considerar a los departamentos médicos como centros de costos y en una contabilidad de costos, éstos departamentos serán los centros de costos finales u operativos, ya que representan la parte más distintiva e importante de una unidad médica y fuerzan el rendimiento de ésta unidad.

Por otra parte, la información de estadísticas de servicios médicos es fundamental, y es la base para conocer los costos, pues en todos los casos, el número estadístico constituye parte para realizar la operación de determinar el costo unitario.

A continuación se presenta la figura del Modelo propuesto y algunos ejemplos:

FIGURA 3
MODELO PARA EXAMINAR LA PRODUCTIVIDAD
Y SU RELACIÓN CON COSTOS

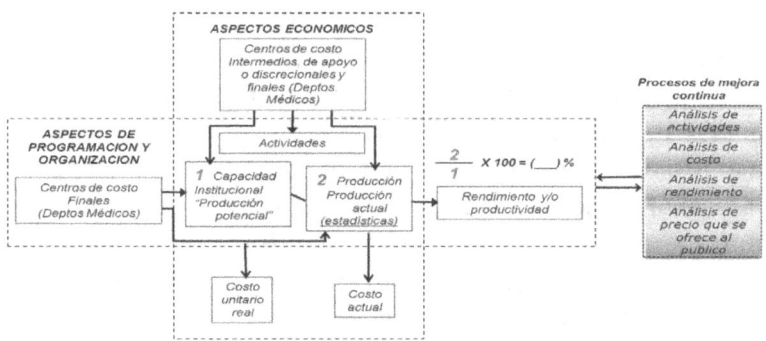

FIGURA 4
EJEMPLO (1) DEL MODELO

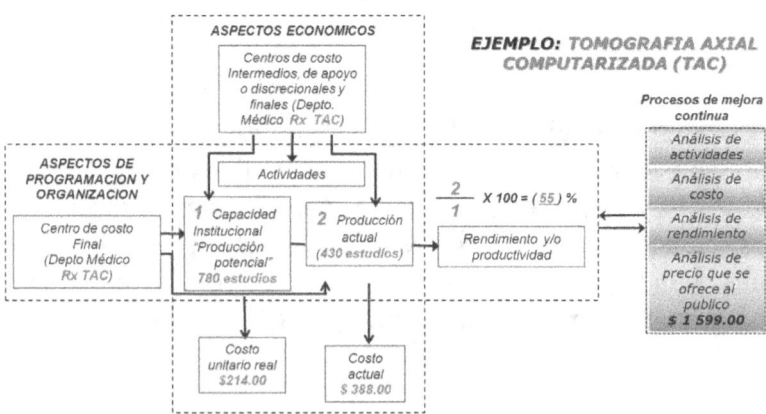

FIGURA 5
EJEMPLO (2) DEL MODELO

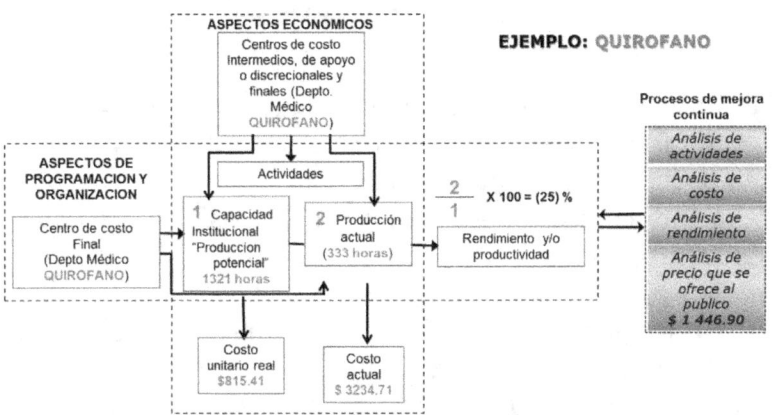

Como se puede apreciar, permite visualizar claramente los costos de los distintos departamentos y el costo unitario de cada actividad, su rendimiento, y poder analizar el precio que se ofrece al público, así como margen de ganancia que se desee.

Facilita fijar las tarifas de precios de venta de los servicios que se otorgan.

Proporciona información que explica por qué los costos de la unidad médica son altos, bajos o adecuados.

Evalúa la gestión y el trabajo de cada departamento o área, y facilita la dirección de la unidad médica.

Un análisis tradicional probablemente hubiera enmascarado algunos componentes del costo, ya que para determinar el costo unitario solo se toma la producción actual o promedio de servicios, por no tener manera de calcular la producción potencial, y con esta nueva herramienta, se aclaran las cosas.

CAPÍTULO XI
CONCLUSIONES

E l propósito del estudio, fue desarrollar un modelo empírico y conceptual, útil para la medición de la producción de cuidado de pacientes por el hospital, capaz de medir la eficiencia absoluta y relativa, así como los efectos de sus políticas y cambios tecnológicos.

Un hospital es visto como una organización compuesta por departamentos de alojamiento (hospitalización), médicos y de apoyo, cada uno de los cuales combina insumos, mismos que son insumos intermedios en la producción del rendimiento final del hospital (cuidados del paciente). El alcance del modelo desarrollado en éste estudio está limitado a:

Pacientes hospitalizados

El corto plazo, (un año) en el cual el soporte o apoyo de los factores de producción son fijos o permanentes.

Rendimiento/productividad de los departamentos médicos (servicios médicos).

La calidad de la información (estadísticas de servicios médicos) así como los estándares determinados es fundamental para el modelo.

Una de las partes claves, es la determinación de los promedios usados en los servicios médicos por los pacientes en los diferentes diagnósticos. El punto, es más bien práctico que conceptual.

El hospital hace el intento de tratar tantos pacientes como sea posible, dada la técnica y patrones de la práctica del equipo médico; la capacidad fija de sus departamentos médicos y ciertos requerimientos, considerando la mezcla y volumen de pacientes que debe tratarse.

No se analiza la calidad de la atención médica, la demanda de atención, cobertura, etc., aspectos, que podrían contribuir a ampliar los elementos de juicio para tener una visión más integral, de los niveles de funcionamiento de los servicios de salud.

Los estilos de gestión, sustentados en métodos cuantitativos y en un objetivo control de insumos, procesos, resultados e impacto, son buenos puntos de partida para lograr eficientes resultados en las unidades médicas, así mismo, cada vez es más clara la interrelación entre la medicina en su concepción más genérica, con evidencia científica y la práctica clínica de los profesionales de la salud por una parte, y por la otra, la economía y la limitación de recursos disponibles para las unidades médicas.

Así, podría comenzar a implementarse un buen sistema de monitoreo (basado en indicadores de gestión), cuya evolución verifica el éxito del proceso de cambio, (cambio en los volúmenes de producción, niveles de rendimiento-productividad, costo de los servicios, etc.) siendo, que los resultados de éste proceso de cambio pueden ser cuantitativamente verificables.

La inmensa variabilidad encontrada en todos los fenómenos de la actividad de unidades médicas que pueden medirse hoy, justifica la necesidad de basar los juicios en información objetiva, y exige la utilización de un "benchmarking" continuo de la práctica médica como único medio para la mejora.

Frecuentemente escuchamos que los recursos de las unidades médicas no son los adecuados y no se sabe a ciencia cierta si esto tiene su raíz en la dotación de los mismos, o en la organización y modalidades operativas, y/o se explican por una combinación de dichos factores.

Quienes parten de que el financiamiento es la base del proceso de cambio para mejorar la situación de las unidades médicas, suponen que las carencias son financieras y buscan nuevas formas de agregar más recursos a una organización, cuyas deficiencias harían incrementar las ineficiencias. No se niega que los recursos adicionales son necesarios, pero también debe fortalecerse la capacidad para hacer uso racional, institucional y operacional eficiente de los mismos, pues como se sabe, una gran parte de los recursos, se desperdicia por prácticas de administración deficiente y el empleo de tecnologías o recursos humanos inadecuados.

Hay que colocar a la productividad en un plano primario esencial, ya que se podría obtener más servicios y beneficios para la atención medica de los usuarios de los servicios, si los recursos existentes se pudieran organizar y manejar mejor.

CAPÍTULO XII

APLICACIONES Y EXTENSIÓN DEL MODELO

Un mayor número de aplicaciones del modelo son posibles para investigaciones futuras. El modelo desarrollado es retrospectivo, y podría ser empleado para evaluar la eficiencia absoluta de un hospital individual y la eficiencia relativa con un grupo de hospitales.

El modelo provee información al directivo hospitalario, misma que puede ser utilizada para evaluar la eficiencia del hospital y la eficacia de los departamentos individualmente.

La información generada por el modelo, indica el número adicional de pacientes de cada tipo que pudieran ser tratados sin exceder las capacidades de los departamentos médicos. Si un incremento es esperado, el modelo podría usarse para indicar los departamentos que están restringidos y aquellos que tienen exceso de recursos, sugiriendo donde pudieran emplearse recursos adicionales y donde existen recursos que pudieran redistribuirse. En los casos donde los recursos no pudieran ser incrementados o redistribuidos, el modelo sugiere donde se debe poner atención para atender la demanda y permitir una completa utilización de los recursos utilizables o aprovechables, en dónde las políticas pudieran cambiarse para lograr recursos útiles en períodos largos de la operación, o de algunos departamentos durante las tardes, noches o fines de semana. Éste modelo es capaz de estimar el número adicional de pacientes de cada tipo que pudiera ser tratado si los cambios fueran hechos.

El directivo puede emplear cualquier medida de rendimiento que él considere apropiada. La medida para algunos departamentos reflejará producción, (cantidad) y para otros, calidad.

Un número considerable de aplicaciones pueden ser posibles si el modelo fuera modificado para utilizarlo como modelo prospectivo, o inclusive si pudiera utilizarse en cortos plazos cómo en una semana, para apoyar en la distribución de personal, lo cual requeriría modificaciones de las categorías de diagnósticos utilizadas y las capacidades de los departamentos que se desea utilizar.

Finalmente, sería más significativo ampliar el alcance del modelo incluyendo el resto de los departamentos del hospital, así como las relaciones entre los insumos primarios, (factores humanos y físicos de producción) y el rendimiento de los servicios departamentales.

Un modelo más completo de producción hospitalaria, permite determinar la demanda derivada de insumos primarios (medicamentos, materiales de curación, materiales quirúrgicos, insumos de laboratorio, insumos de radiología, etc.) asociados con las diferentes combinaciones y volumen de pacientes. La información se podría analizar, para ver la posibilidad de ampliación del hospital o trazarse otros objetivos.

Muchas de las aplicaciones del modelo expuestas con anterioridad son relevantes e importantes para ampliar el modelo, puede igualmente utilizarse un modelo más complejo que el presente, pero requerirá de especificaciones de producción más precisas.

BIBLIOGRAFIA

1. DOWLING, WILLIAM L.
   "HOSPITAL PRODUCTION"
   LEXINGTON BOOKS, MASSACHUSETTS, 1976

2. ESPINOZA B. HECTOR M.
   "PROGRAMACIÓN LINEAL"
   EDITORIAL PAX – MEXICO, 1977

3. THIERAUF, ROBERT – GROSSE, RICHARD A.
   "INVESTIGACIÓN DE OPERACIONES"
   EDITORIAL LIMUSA, 1976

4. FAJARDO, GUILLERMO
   "ATENCIÓN MÉDICA"
   LA PRENSA MÉDICA MEXICANA, S.A. 1983

PALABRAS FINALES

A l finalizar éste libro, el autor sinceramente desea que el lector se sienta satisfecho al haber conocido algo nuevo, espera igualmente haber influido en usted, al adquirir una metodología práctica, segura y sencilla que le permita evaluar la utilización del recurso en cualquier unidad médica, sea cual fuere el ramo de que se trate.

En un principio parecerá ser un poco complicado y engorroso seguir todos los pasos, sin embargo pretende que en un futuro inmediato al aplicarlos, usted los maneje en forma sistemática, de tal manera que cuando tenga un reto, problema u oportunidad, pueda evaluarlos en forma rápida, segura, adecuada y además, sencilla y útil para usted.

Recuerde que lo que se debe tener siempre presente es, un pensamiento sistemático, ordenado, capaz y coherente que lo hará insustituible en cualquier empresa o institución, que desee mejorar.

El reto inicia cuando usted lleva a cabo su evaluación, por ahora sólo fue entrenamiento repasando lo teórico, de aquí en adelante los buenos resultados dependerán de usted y solo de usted, ésta será la fórmula que le asegurará tener éxito y lograr lo que quiere, se trata de intentarlo tantas veces como sea necesario, hasta lograr cumplir lo que se propone.

Por último, le sugiero que ponga mucha energía, acción y pasión en su trabajo y que lo haga sea siempre realizado de manera muy profesional, recordando que:

"El éxito no es un regalo del cielo, sino un premio ganado con sudor"

(Cesar Guzmán)

"La oportunidad de triunfar no llega a los que la esperan, sino a los que la buscan"

(Cesar Guzmán)

"Creo que lo puedo hacer......Lo voy a hacer"

Ricardo López Serrano